Susanne M. Riedel

LEBENSMITTEALLERGIE

Susanne M. Riedel

LEBENSMITTE-ALLERGIE

Mein Leben in Autokorrektur

SATYR VERLAG

2. Auflage Mai 2024

www.satyr-verlag.de

Cover: Karsten Lampe
Korrektorat: Matthias Höhne
Foto der Autorin: Gudrun Senger
Druck und Bindung: CPI Books, Leck
Printed in Germany

Die Deutsche Nationalbibliothek verzeichnet diese Publikation in der Deutschen Nationalbibliografie; detaillierte bibliografische Daten sind im Internet abrufbar über: http://dnb.d-nb.de

Die Marke »Satyr Verlag« ist eingetragen auf den Verlagsgründer Peter Maassen.

ISBN: 978-3-910775-08-4

Inhalt

Gute Momente (Vol. 1)

Ich schalte die hintere Platte gerade runter, die Bolognese ist gut durchgezogen, der Käse gerieben und die Nudeln sind auch gleich fertig. Da schließt es auch schon an der Wohnungstür. Mein jüngerer Sohn kommt aus der Schule.

»Hab Hunger!«, ruft er aus dem Flur zu mir in die Küche und: »Riecht lecker!«

»Spargel für alle!«, rufe ich feierlich.

Stille.

Kurz darauf erscheint sein Gesicht im Türrahmen, mit weit aufgerissenen Augen, in denen ein Ausdruck von Entsetzen, Ungläubigkeit und Hunger liegt.

Ich muss laut loslachen, das beruhigt ihn schon mal, aber sicherheitshalber wirft er noch einen Blick in die Töpfe, bevor er erleichtert aufatmet. Allein für diesen Moment hat sich das Kochen schon gelohnt.

Und siehe da, tatsächlich, auch im Kosmos zwischen Corona, Krieg, Klimakrise und Klimakterium gibt es sie doch: diese Momente, in denen uns ein Lachen widerfährt.

Wie ein Eichhörnchen Nüsse sammelt, so bin ich in dieser Zeit dazu übergegangen, schöne Momente zu sammeln. Wenn die große Welt keine hergibt, müssen die kleinen reichen. Wenn mir einer begegnet, bemühe ich mich, kurz innezuhalten und ihn in eine Art inneres Archiv aufzunehmen, auf das man an düsteren Tagen zurückgreifen kann.

Das herrliche Gesicht meines Sohnes, wenn ich »Spargel für alle!« rufe, ist ab heute dort gespeichert.

Wenn ich in diesem Archiv blättere, sieht die vergangene Woche in etwa so aus:

Sonntag

Auf dem Weg zur Lesebühne. Ich stehe als Einzige an der Bushaltestelle, zuerst kommt der Bus, den ich nicht brauche. Um dem Busfahrer zu signalisieren, dass er meinetwegen nicht anhalten muss, drehe ich mich sehr betont mit dem Rücken zur Haltestelle. Er hält an, öffnet die Tür, verschränkt die Arme und dreht mir ebenfalls den Rücken zu, so gut es auf seinem Sitz geht, dabei schiebt er seine Sonnenbrille etwas tiefer. »Sicher?«, fragt er in Beleidigte-Diva-Manier. Ich nicke. Wir lachen, wir winken, er fährt weiter.

Montag

Der Bäcker am Rathaus hat wieder ein Schild draußen: Nach dem »gefühlten Windbeutel« letzte Woche gibt es heute den »erfüllten Bienenstich«.

Dienstag

Auf dem Markt. Ich schwelge im Duft von Freesien und riesigen Pfingstrosen.

»Was kosten die Pfingstrosen?«

»17,50 Euro dit Bund.«

»Autsch«, sage ich. »Okay. Aber trotzdem danke.«

»Versteh ick«, sagt der Händler, der mich ein bisschen an meinen alten Onkel Willi erinnert. »Aba Riechen und Gucken is umsonst. Komm Se ab und zu jerne zum Riechen und Gucken vorbei.«

Mittwoch

Mein Sohn hört Musik in der Küche, während er den Geschirrspüler ausräumt. Das ist der Deal: Hausarbeit gegen die Erlaubnis, die Musik richtig laut aufzudrehen. Es läuft Deutsch-Rap. »Ich kauf Gucci und Prada und du bist immer noch Versager.« Ich rolle mit den Augen wegen der schlimmen Reime. Er holt tief Luft. »Stimmt«, sagt er trocken. »In deiner Jugend war die Musik viel anspruchsvoller.« Dann tippt er kurz auf seiner Musik-App rum und macht, ohne die Miene zu verziehen, *Trio* an: »Turaluraluralu. Ich mach Bubu, was machst du?«

Ich sehe es ein. Die Runde geht an ihn.

Donnerstag

Andrea schreibt über WhatsApp. »Ich fahre dieses Wochenende ins Kloster, zum Bogenschießen und Digital Detox. Wenn Ihr nichts mehr von mir hört, hat das mit dem Detox gut geklappt. Oder eine andere Teilnehmerin ist beim Schießen gescheitert.«

Freitag

Treffen mit Freundinnen in einer Pizzeria. Die Kinder der Familie am Nebentisch, etwa neun und zwölf, fragen höflich, ob sie statt Pommes Salzkartoffeln bekommen könnten. Sämtliche Gespräche verstummen.

Samstag

Neues aus der Reihe Tippfehler des Herzens. Habe ein »l« vergessen und jetzt offiziell die »Lebensmitteallergie« erfunden. – Passt.

Ich sammle weiter.

In Würde das Alter leben

»In Würde das Alter leben.« Als ich noch in der Sozialen Arbeit unterwegs war, in der Altenhilfe in Spandau, war dies unser Leitsatz. Er prangte auf unseren Briefköpfen, unseren Namensschildern, auf Plakaten, Kugelschreibern und Jutebeuteln: »In Würde das Alter leben.«

Ich mochte die Arbeit. Die Begegnung mit den alten, teils sehr alten Menschen erweiterte meinen Horizont und ich mochte auch diesen Leitsatz für das Altsein und Älterwerden.

Nur habe ich, wenn ich ehrlich bin, dabei eigentlich nie an mich gedacht ...

Je älter ich werde, desto mehr schwant mir, dass das gar nicht so leicht ist, diese Sache mit der Würde. Man welkt so vor sich hin, teilweise in erstaunlichem Tempo, damit muss man sich ja erst mal anfreunden.

Bei anderen Leuten hat mich das noch nie gestört, da lieb ich jede Falte und jedes graue Haar von ganzem Herzen, und ein offenes Lachen ist mir tausendmal wichtiger als eine straffe Gesichtshaut – aber das für mich selbst so zu sehen, ist dann doch eine ganz andere Nummer. Da darf ich noch ein bisschen üben.

Komplimente gibt es noch, aber sie verändern ihren Charakter.

Neulich sagte jemand: »Du siehst *gar nicht* aus wie fünfzig!« Das freut mich dann zwar sehr, aber trotzdem: Es erinnert mich ein bisschen an die Art von Anerkennung, wenn jemand sagt: »Ach, das sieht ja *gar nicht* aus wie von IKEA!« IKEA steht in dem Fall für scheiße und die Fünfzig ist in diesem Satz das IKEA. Könnt ihr mir folgen?

Außerdem sind Komplimente jetzt oft verbunden mit dem Zusatz »für dein Alter«:

»Du siehst gut aus – für dein Alter.« (Der Mann sagte in so einem Moment mal tröstend: »Für deinen Alten, sollte es bestimmt heißen: Du siehst gut aus für deinen Alten. Aber weißte ja.« Das fand ich sehr charmant, hilft mir aber auch nur bedingt weiter.)

Noch zu überbieten sind solche Sätze dann in Kombination mit einem »noch«: »Du siehst doch *noch* gut aus für dein Alter!« Ich meine, was antwortet man da: »Danke, gib mir noch einen Moment«?!

Um Missverständnissen vorzubeugen: Ich erzähle das hier gar nicht, um Self-Bashing zu betreiben und mich selber runterzumachen – auch wenn ich, wie viele von uns, von frühester Kindheit an dazu erzogen wurde.

Ich bin die Generation, die hart daran arbeiten musste, im Vorstellungsgespräch nicht peinlich berührt auf dem Stuhl herumzurutschen, wenn sie ihre eigenen Stärken darlegen sollte. Die hart daran gearbeitet hat, bei einem Lob nicht immer gleich zu sagen: »Ach, das stimmt doch gar nicht, eigentlich bin ich total mies.« Und die eben auch bei Äußerlichkeiten von jeher das Augenmerk darauf gelegt hat, was eben *nicht* »stimmt«.

Mit 27 hatte ich mein Wunschgewicht, mit 42 meine Wunschfrisur, meine Wunschgröße hatte ich zuletzt mit elf. Alles gleichzeitig hatte ich nie, irgendwas an mir fand ich immer furchtbar und darauf lag mein Fokus.

Vielleicht kennt ihr dieses Phänomen ja auch: Auf alten Fotos finde ich mich erstaunlich oft schön. Ich denke dann immer: Ach guck, *da* hätte ich mich doch eigentlich mal entspannen können, war doch ganz okay. Und gleichzeitig erinnere ich mich nur zu gut, wie mein Selbstbild zu dieser Zeit war.

Also: Fünfzig, Leute, reden wir Tacheles.

Die Haare auf der Flucht, die Augenlider auf Halbmast und Oversize ist auch keine Lösung. Endlich habe ich ein Sixpack, mehrere sogar, aber an Stellen, an denen ich nicht mit ihnen gerechnet hatte. Und dann ist da noch diese Sache mit der Schwerkraft ...

In der *BRAVO*-Phase meiner Jugend habe ich sehr viel »Dr. Sommer« gelesen und ich erinnere mich an den Leserbrief einer 16-Jährigen mit der fett gedruckten Überschrift: »Hilfe, habe ich Hängebrüste?« In der Antwort wurde ihr sicherlich in pädagogisch wertvoller Weise erklärt, dass sie schön ist, wie sie ist, und so weiter und so fort. Aber das, was bei mir hängen geblieben ist (sollte ich diese Formulierung an dieser Stelle benutzen? Egal), was also bei mir hängen geblieben ist, ist ein Nebensatz, der besagte, dass es da diesen Bleistifttest gäbe. Arme hoch, Bleistift unter die Brust, Arme runter – und wenn der Bleistift nicht runterfällt, zack, ist der Hängebusen amtlich. Das hat mich damals schwer beschäftigt und beeindruckt.

Und heute? Bleistift? – Anfänger! Gib mir 'nen Kuli, 'nen

Edding, ach was: Gib mir die verdammte Federtasche, kein Problem!

Ein großer Teil des Alterns in Würde wird wohl darin bestehen, nicht den Humor zu verlieren, schwant mir.

Und die Chance an dieser seltsamen Zeit um die fünfzig liegt womöglich in dieser schlichten Einsicht: dass damals alles okay war. Und mehr noch: dass ich auf meine Bilder von heute in zehn Jahren vermutlich genauso milde-verwundert zurückblicken werde. Es wird okay gewesen sein! Da stellt sich doch die Frage: Warum nicht heute schon damit anfangen?

Ja / Nein

»Ist das jetzt eigentlich typisch deutsches Essen?«, fragt mein jüngerer Sohn mit Blick auf seinen Teller. »Du meinst wegen der braunen Soße?«, fragt der ältere zurück und kriegt darauf ein High Five von seiner Freundin.

Mit den dreien zusammen am Tisch zu sitzen, ist meist sehr unterhaltsam, außerdem eröffnet es die Möglichkeit, in beiläufigen Gesprächen ein wenig ins Teenageruniversum einzutauchen. Man will ja den Anschluss nicht verlieren.

»Mein erster Freund ist gerade Vater geworden«, erzählt die Freundin. »Habe ich auf Instagram gesehen. Voll krass. Aber es war eigentlich auch nicht mein richtiger Freund-Freund, es war mein WhatsApp-Freund.«

Offensichtlich bemerkt sie das Fragezeichen über meinem Kopf: »Der war an meiner Schule, wir haben uns immer ganz verliebt geschrieben. Aber getroffen haben wir uns eigentlich gar nicht. Hach, das war voll schön eigentlich ...«

Mein Sohn lässt diese Bemerkung gelassen an sich abperlen.

»Da sieht man wieder deutlich unseren Altersunterschied«, erwidert er nur. »Meine erste Freundin war noch eine SMS-Freundin.«

Ich bin verwirrt.

»Meine SMS-Freundin, mein WhatsApp-Freund ... – Sind das gängige Begriffe?«, will ich wissen.

Der Jüngere schaltet sich ein: »Ja, total. Also damals, heute passiert mehr auf Insta. Aber logisch, dass du das nicht kennst. Ich meine, als Papa und du euch kennengelernt habt, sind ja noch Brieftauben geflogen.«

Die Vorstellung gefällt mir, ich korrigiere ihn nicht.

In Wirklichkeit war es so, dass wir noch Zettel geschrieben haben damals. Nur ohne Tauben halt. Kleine Botschaften aus blauer Tinte, mit Mühe durch die Stuhlreihen des Klassenzimmers geschmuggelt. Bei Julia blieben sie manchmal hängen, sie hatte immer Angst, erwischt zu werden. Und Boris, der Hund, hat immer mitgelesen, bevor er weitergegeben hat.

Wenn es ernst wurde, stand auf so einem Zettel: »Willst Du mit mir gehen? Ja / Nein.«

Christian aus der 7B hat so einen Zettel mal bekommen und war so überfordert mit dem »Ja / Nein«, dass er ihn aufgegessen hat. Der Grundstein für Beziehungsstörungen wird ja manchmal schon recht früh gelegt. Ich glaube, für Menschen wie Christian wurde später noch die dritte Option »Vielleicht« erfunden.

Ich habe so einen »Willst Du mit mir gehen?«-Zettel genau einmal geschrieben. In der Grundschule, an Thorsten N. Er hat ihn nicht beantwortet, sondern eingesteckt und seinen Eltern gezeigt. Am nächsten Tag kam er zu mir und sagte: »Meine Mutter lässt fragen: Wohin?« Der Grundstein für Beziehungsstörungen wird ja manchmal ... Aber das sagte ich wohl schon.

So nich

Ja, es gibt schwache Minuten, in denen bin ich anfällig für Werbung und Marketing. Triff die richtigen Schlüsselwörter, nenn die Teesorte »Feel New« oder mische absurde Obstsorten mit Ingwer in ein Bioduschgel, ich bin ja auch nur ein Mensch.

Doch manchmal ist es mir einfach zu blöd.

Chi-Bo hat im Moment Badezimmermatten im Angebot. Tatsächlich brauchen wir gerade eine neue, ich finde die Farbe toll und auch die Maße passen perfekt, aber ich kann nicht. Sie bewerben sie nämlich als »Wellnessmatte« und in meinem Kopf ruft es die ganze Zeit sehr laut und sehr empört: »Für wie blöd haltet ihr mich?«

Ein Badvorleger, dem ein eher unglamouröses Dasein auf dem schmalen Bodenstück zwischen Kloschüssel und Waschbecken zugedacht ist, soll *Wellness* sein?! – Ohne Frage, Wellness trifft total mein Bedürfnis. Aber eins weiß ich mit absoluter Sicherheit: Dieser Teppich wird mir nicht den Rücken massieren!

Wisst ihr noch, die ersten Wellen der Corona-Zeit? Neben den Sorgen um die Inzidenzen plagte uns der Alltag, allen fiel die Decke auf den Kopf, Urlaube wurden storniert, man konnte sich nicht mit Freunden treffen, auch die Stadien hatten zu. Und was machte die Werbeindustrie? – Sie reagierte.

Ich erinnere mich an die Packungen mit feuchtem Toilettenpapier, auf denen mit einem Mal der Zusatz auftauchte: »Jetzt mit Wellnesseffekt«, da fühlte ich mich schon ein bisschen ... – genau! Außerdem war plötzlich alles »besonders sicher« oder hatte einen »Hygieneeffekt«. Das Toilettenpapier, die Alufolie, der Wiederverschlussclip vom Parmesankäse: »Jetzt 100 Prozent sicher!«

Ach, wie viel Prozent waren's denn vorher, bitte?, fragte ich mich. Und obendrein tauchte für alle, die den Fußball vermissten, in den Chipsregalen zwischen Paprika, Sour Cream und Chakalaka eine neue Sorte auf: »Stadionwurst«.

Immer wieder gibt es Dinge, die ich *wegen* des Marketings *nicht* kaufe.

Das war früher schon so, als das Bild von Dieter Bohlen auf der Buttermilch prangte. Ich trank schon immer gerne Buttermilch – aber so konnte ich nicht. Vielleicht hätte ich damit arbeiten sollen. Dieter Bohlen auf den Schrank mit der Schokolade kleben.

Nicht nur Bilder, auch Wortspiele zerren an meinen morschen Nerven. Gestern habe ich eine Tiefkühlpizza gesehen: »Die Ofenbarung«. Leute!

Und in der Generation meiner Söhne sind diese hippen Eisteesorten gerade angesagt. Jeder dritte Rapper hat inzwischen seine eigene Eisteesorte, scheint es. Eistee. Wieso Eistee? Die Marke von Capital Bra heißt »BraTee«. Die von Shirin David »DirTea«.

Mein Jüngster hatte mir daraufhin vorgeschlagen, ich sollte auch eine eigene Teemarke haben: »MutTea«. Da ging mir schon ein bisschen das Herz auf.

Jedenfalls, wenn jemand einen Badvorleger sieht, der auf den Namen »Badvorleger« hört, gebt mir Bescheid. Wir bräuchten einen. Er soll da nur liegen.

Zu Weihnachten habe ich übrigens »Lesesocken« geschenkt bekommen. »Lesesocken«. – Die ziehe ich jetzt immer zum Fernsehen an.

Nimm das, Kapitalismus!

Fünfzig

Liebe Marén,

wir müssen reden. Wir sind ja ein Jahrgang und so steht auch dir nun nächste Woche dieser runde Geburtstag ins Haus. Oha.

Diese Fünfzig ist eine, wie ich finde, doch recht beeindruckende und irritierende Zahl, zumal ich sie eher mit unseren Eltern und Tanten in Verbindung bringe als mit uns, weißt du, was ich meine? Die Fünfzig trägt in meinem Kopf einen knielangen Rock und hautfarbene Perlonstrümpfe, eine hochgeschlossene praktische Polyesterbluse, eine mit Haarspray fixierte Dauerwelle und anthrazitfarbene Halbschuhe in Weite G. Ja, Halbschuhe, so hieß das damals. Perlons und Halbschuhe. Und im Herbst einen Anorak. Die Fünfzig in meinem Kopf ist sehr erwachsen.

Werden wir jetzt erwachsen, Marén?

Ich hatte ja bereits im März Geburtstag, grüße dich hiermit schon mal freundlich von der anderen Seite und sage: Hüpf rüber und sei getrost, so schlimm ist es gar nicht. Es ist ja auch nicht so, dass es der erste runde Geburtstag ist, den wir feiern. Kannst du dich an deine erinnern? Wenn ich die Augen schließe ...

Der 10. Geburtstag. 1981.

Ich laufe auf Rollschuhen in die Schule, auch im Schulgebäude ziehe ich sie nicht aus. Rollerskates, endlich habe ich meine eigenen Rollerskates. Weiß sind sie, mit Stoppern und Streifen in Pink. Wer braucht schon Katzen!

Am Nachmittag kommen Tante Gisela, Tante Irmgard und Tante Erna zu Besuch, es gibt warmen Händedruck, kalten Hund und schreckliche Geschenke, darunter ein hautfarbenes Wollunterhemd und eine Flasche 4711.

Mir ist das alles egal. Ich habe meine Rollerskates.

Der 20. Geburtstag. 1991.

Die Mauer ist hin, die Welt ist weit. Ich wohne noch zu Hause, aber mein schwuler Kommilitone Uwe gibt mir seit einigen Monaten denkwürdige Nachhilfe im Berliner Nachtleben und stellt mir für die Feier seine Wohnung zur Verfügung. Es gibt Sekt aus Weißweingläsern und Musik von Rick Astley, wir tanzen auf weiß gestrichenen knarrenden Dielen und der Abend ist so bunt wie die Keith-Haring-Bilder an der Wand. Nach mir ruft das Leben, die Nachbarn rufen die Polizei, die Verwandten rufen an und fragen, warum sie nicht eingeladen sind.

Mir ist das alles egal. Ich habe Spaß!

Der 30. Geburtstag. 2001.

Ich bin Mutter eines zweijährigen Kindes, habe Haarausfall und bin chronisch übermüdet. Außer Mutter und müde bin ich gerade nicht so viel. Als sich diverse Mitmütter mit Mitkindern zu einem heiteren PEKiP-Treffen anlässlich meines Geburtstags ansagen, ziehe ich die Reißleine und sage unter einem Vorwand ab.

Ich parke das Kind bei meiner Schwiegermutter, die damit schon mal beschäftigt ist, lade den Mann, der bei mir wohnt, in die Kneipe ein, in der wir uns kennengelernt haben, dazu meinen gesamten Chor und viele alte Freunde. Ein herrlicher Abend. Der Chor singt siebenstimmige Jazzballaden gegen den Hardrock aus den Kneipenboxen.

Der Wirt ist not amused.

Mir ist das alles egal. Ich habe Tequila.

Der 40. Geburtstag. 2011.

Die Geburtstage in meinem Umfeld werden immer gediegener. Tolle Locations, exquisite Menüs, Dresscodes.

Ich bin immer noch nicht reich geworden, deshalb muss ich mich entscheiden: chic und wenige Freunde oder alle und billig. Ich stecke mein Budget in die Miete des alten Nachbarschaftsheims im Park, ein paar Kisten Sekt und Bier.

Ich lade rund siebzig Herzensmenschen ein, satt und in bequemem Schuhwerk zu erscheinen. Wir feiern ein rauschendes Fest, tanzen Tango und Pogo bis 4 Uhr morgens und versuchen von der Terrasse aus, die Sterne mit Sektkorken zu treffen.

Mein Cousin vermisst den Mettigel.

Mir egal. Ich habe ein Leben.

Und dann, last und hoffentlich nicht least:

Der 50. Geburtstag. 2021.

Corona und die Kontaktbeschränkungen machen mir einen Strich durch das große Fest, aber der Tag ist der Hammer. Freundinnen klingeln unten an der Haustür und da wir uns nicht umarmen können, stellen sie Blumen, Geschenke und Champagner vor der Tür ab. Jede Menge Post erreicht mich, ein selbst geschriebenes Gedicht ist dabei und sogar ein selbst besungenes Video, ich komme aus dem Heulen gar nicht mehr raus, es ist herrlich. Nina tanzt ihre Wünsche mit Luftballons unten im Regen auf der Straße, während ich auf dem Balkon im vierten Stock stehe – ein Anblick, den ich nicht so schnell vergessen werde.

Am Abend liefert eine Freundin ein selbst zubereitetes Fünf-Gänge-Menü für mich und meine Familie bis an die Tür. Wir decken den Tisch mit weißem Tischtuch und Kerzen ein, für die Vorspeise wünsche ich mir von allen festliche Abendgarderobe, ab Gang zwei ziehen wir alle unsere Jogginghosen wieder an.

Champagner in Jogginghosen. Manch einer findet das stillos.

Mir ist das alles egal. Ich bin fünfzig und fühle mich sehr reich.

Nicht zuletzt wegen Freundinnen wie dir an meiner Seite, also: Happy Birthday, Marén! Weiter geht die Reise, ein Stück davon vielleicht auf den beigefügten Rollerskates?

Younger than ever!

Deine
Susanne

Das Matriarchat ist da

Ping. Mit einem leisen, neutralen Ton verkündet mein Smartphone den Eingang einer neuen E-Mail. Ich habe die Signaltöne gerade heute Morgen wieder auf Standard zurückgesetzt, hatte einiges ausprobiert in letzter Zeit, aber das ganze Dingeldangel war mir schnell auf die Nerven gegangen, und dieses Geräusch der zischenden Bierflasche, wo dann der Kronkorken noch kurz klappert, war zwar sympathisch, aber davon bekam ich immer Durst.

Ping, macht also der E-Mail-Eingang, und die aufploppende Betreffzeile verkündet: »Das Matriarchat ist da!«

Na, das ging dann ja jetzt doch schnell!, denke ich, realisiere aber beim Weiterlesen, dass es sich lediglich um eine Buchankündigung meines Verlags handelt. Der neue Band mit dem Titel »Niemand hat die Absicht, ein Matriarchat zu errichten« versammelt lustige Geschichten und Cartoons von Frauen, darauf bin ich sehr gespannt.

Ich gebe meine Buchbestellung auf, dann lege ich mein Smartphone zur Seite. Die Jungs sitzen schon am Tisch, wir wollen vor dem Mittag noch eine Runde Karten spielen. Während sie mischen, tauschen sie sich untereinander noch über das neue Pokémon-Game aus, das sie später noch am Computer spielen wollen. »Ey, wer keinen female Character nimmt, ist echt lost«, schnappe ich auf.

»Yo«, pflichtet der andere bei: »Ich hab mich für Lucia entschieden.«

Krass, denke ich. In meiner Jugend wäre das undenkbar gewesen, dass die coolen Jungs sich für einen weiblichen Spielcharakter entscheiden.

»Was ist besser bei den weiblichen Charakteren?«, frage ich beiläufig.

»Na ja, die sind nicht nur ansprechender, sondern auch anspruchsvoller im Design, außerdem haben sie im Verlauf des Spiels viel mehr Features und insgesamt viel mehr Anpassungsmöglichkeiten.«

Na, das lasse ich doch mal so stehen.

Es ist Ferienzeit, auch ich habe heute frei und genieße es sehr, mit ihnen Zeit für so was Altmodisches wie Rommé zu haben. Ganz ohne Bildschirm, das ist inzwischen ja schon etwas Besonderes. Aber tatsächlich kommt das Kartenspielen gerade wieder in Mode, zumindest im Freundeskreis des 17-Jährigen. Zum Geburtstag hat er von seinen Kumpels ein Kartendeck mit extragroßen Ziffern geschenkt bekommen. »Voll cool, Alter«, polterten sie. »Das sind so Spezialkarten für Betrunkene.« Dann lachten sie ein bisschen zu laut, hauten sich gegenseitig auf die Schultern und spielten Rommé.

Ich habe es bisher nicht übers Herz gebracht, ihnen zu sagen, dass es sich um ein Seniorenset handelt, ich kenne diese Spiele aus den Alten- und Pflegeheimen. Ich schweige und freue mich.

Ein schöner Nebeneffekt ist auch, dass ich mich selbst ein bisschen jünger fühle, weil ich ohne Lesebrille spielen kann.

Drei Runden später. Ich habe mit Karacho verloren und bin ein bisschen grummelig, weil ich beim letzten Durchgang auf Hand gespielt und mich verzockt habe. Die Jungs merken es und ziehen mich auf: »Bist du jetzt echt sauer?«, fragen sie. »Du erzählst uns unser Leben lang, dass man ein guter Verlierer sein muss, und jetzt schmollst du hier rum?«

»Ich bin nicht sauer«, setze ich an. »Ich ...«, doch da unterbrechen sie mich schon johlend: »Ich bin nicht wütend – ich bin nur enttäuscht!«, rufen sie im Chor und geben sich ein High Five.

Dieser Satz ist bei uns ein geflügeltes Wort geworden. Das ist ja die Sache, wenn man pfiffige Kinder hat, dass sie früher oder später bestimmte Mechanismen durchschauen und gegen einen verwenden. Gestern sagte der eine: »Hier, nimm das«, und spielte mir einen Rap-Song vor, den er gerade feiert. Als ich mich weigern wollte, unterbrach er mich und sagte den wunderbaren Satz: »Hiergeblieben. Musikalische Erziehung ist keine Einbahnstraße.«

Überhaupt kommt es immer öfter vor, dass sich die Rollen irgendwie vertauschen. Ich sitze quengelnd am Computer und sie sagen: »Wir gehen mal einkaufen, sollen wir dir was mitbringen?«

Und ich rufe mit Schmollmund: »Jaaaa ... Was zu naschen und was zum Spielen und Schokolade.«

Gestern fragte ich das Gleiche, als ich einkaufen ging, der Große saß gerade über seinen Studienunterlagen. »Soll ich dir was mitbringen?« »Eine Perspektive«, erwiderte er trocken. Ich hab ihm dann ein Überraschungsei gekauft.

»Alte Schwedin ...«, hat er gemurmelt.

Nicht mal das Gendern muss ich ihnen mehr beibringen.

Am nächsten Tag. Die Jungs fachsimpeln schon wieder, diesmal über Brettspiele. »Mal ehrlich, Schach ist doch dem Feminismus seine Großmutter«, sagt der eine gerade und weil ich neugierig bin, wie es weitergeht, entscheide ich mich dagegen, bei der Grammatik einzuhaken. »Ich meine, überleg mal«, fährt er fort: »Der König ist der große Überlappen, der selber nichts gebacken kriegt und von allen beschützt werden muss, und die Dame regelt alles und hat die krassesten Moves.«

Ich gehe auf den Balkon und lasse das Gesagte nachhallen, während ich die Blumen gieße. Auf dem Rasen vor dem Haus sehe ich die Nachbarkinder Fußball spielen.

»Ich bin Cristiano Ronaldo!«, ruft der eine übermütig.

»Ich bin die deutschen Frauen!«, ruft der andere.

Nein, ich würde nicht so weit gehen zu sagen, dass das Matriarchat da ist. Aber so viel steht fest: Ich habe zwei gestandene Feministen großgezogen. Möglicherweise kommt da doch was in Bewegung.

Laboe

Ich bin auf dem Weg nach Laboe, um meine Schwippschwiegerfamilie zu besuchen. Ich freue mich darauf, die Nase mal wieder in den Ostseewind zu halten und bei ungemütlichem Wetter mit einem heißen Friesentee oder Pharisäer in der Hand in irgendeinem Drinnen zu sitzen und auf irgendein Draußen zu gucken. – Eine meiner Kernkompetenzen: drinnen sitzen und nach draußen gucken.

Gestern habe ich meiner Freundin Regina von dem geplanten Wochenendtrip erzählt. »Nach Laboe?«, hat sie mit großen Augen gefragt: »Und dann mit dem Zug? So eine lange Strecke?«

Aber Schleswig-Holstein ist für meine Begriffe nun echt nicht weit, das lohnt sich auch für eine Nacht, außerdem mochte ich Bahnfahren schon immer. Bahn*fahren*, wohlgemerkt, mit der Betonung auf »fahren«. Das ist das, also, wie erkläre ich das?, wenn die Bahn kommt und dann auch tatsächlich fährt. Geradeaus. Planmäßig.

Und das funktioniert heute sehr gut. 7:34 Uhr und los geht's. Auch der Zugbegleiter ist ganz begeistert: »Meine Damen und Herren, wie Sie feststellen, verlassen wir gerade Berlin Hauptbahnhof. Planmäßig!« Das »planmäßig« sagt er ein bisschen so, als würde er im Radio eine Sensation verkünden.

Eine halbe Stunde später dann die nächste Durchsage: »Meine Damen und Herren, in Kürze wird ein Mitarbeiter des Bistros mit Kaffee und Cappuccino durch die Wagen gehen und auch bei Ihnen vorbeikommen. Und ich habe Ihre Gesichter beim Einsteigen gesehen, glauben Sie mir, Sie brauchen Kaffee.« Ich fühle mich sehr verstanden und kaufe, als der Mitarbeiter kommt, sofort einen. Leider habe ich den Komfort-Check-in genutzt und die Kontrolle verpasst, ich wäre schon neugierig auf diesen Zugbegleiter.

Wir rauschen durch den Morgen, Rehe springen über Wiesen, Regentropfen liefern sich wilde Rennen auf der Scheibe.

Kurz vor Kiel kommt noch einmal eine Durchsage: »Meine Damen und Herren, auch ich traue meinen Augen kaum: Wir erreichen in Kürze Kiel Hauptbahnhof und wir erreichen ihn zwei Minuten zu früh. Das sind zwei Minuten mehr, die Sie nutzen können, um aus diesem Tag einen wunderbaren Tag zu machen. Take care and good bye.« Klick.

Ich bin schockverliebt. Als ich aussteige, schaue ich, ob ich den Mann irgendwo entdecke.

Fröhlich pfeifend steht der uniformierte, ansonsten eher unscheinbare Mann auf dem zugigen Bahnsteig und spielt mit der altmodischen Trillerpfeife in seiner Hand. Ich halte kurz inne, als ich vorbeigehe. »Danke!«, sage ich – aus vollem Herzen.

Er unterbricht sein Pfeifen nicht – es ist eine nordisch-heitere Version von »Der Wind hat mir ein Lied erzählt« –, zieht aber sein Käppi vom Kopf und verbeugt sich formvollendet. Wir winken uns noch mal zu, dann laufe ich zum Bus Richtung Laboe. Es ist noch nicht mal Mittag und der Tag ist schon jetzt ein wunderbarer Tag. Thank you, Deutsche Bahn.

Was folgt, ist ein ebenso wunderbares Wiedersehen mit meiner Schwippschwiegerfamilie, mit Klönschnack vom Feinsten und einem langen Spaziergang an der stürmischen Ostsee.

Am Abend dann eine SMS von Regina: »Bonsoir, ma chère, bist du gut angekommen? Wie geht es dir? La vie en rose? Toujours l'amour?«

»Moin«, schreib ich zurück. »Ja, waren am Meer spazieren, in Kiel bummeln, jetzt sitzen wir bei Fischbrötchen und Flens, die Möwen kreischen und das Leben ist schön.«

Kurz darauf piepst es wieder. Eine SMS in Großbuchstaben: »LA BOE LIEGT NICHT IN FRANKREICH??« Laboe ist in zwei Wörtern geschrieben: »La Boe«.

Sie habe zeitlebens gedacht, Laboe sei eine Stadt in Frankreich, schreibt sie, und der Name bedeute so was wie *Der Wind*. La Boe eben. Fast bin ich ein bisschen traurig, ihr diese schöne Vorstellung nun genommen zu haben.

»Der Wind hat mir ein Lied erzählt«, summt es noch durch meinen Kopf, ehe ich endlich einschlafe. Um 12 Uhr geht mein Zug zurück. Ein bisschen freue ich mich schon darauf.

Schäfchen zählen

»Schäfchen zählen«, sagt er. Ich soll Schäfchen zählen.

Der Mann ist ein Morgenmensch, er hat keine Ahnung von Schäfchen. Am Abend geht er ohne Anlauf ins Bett, tippt vielleicht noch kurz auf seinem Smartphone herum, aber spätestens, wenn auf unserem alten Radiowecker die »22« erscheint, rollt er sich ein und fängt etwa dreißig Sekunden später an, zufrieden zu schnarchen. Um am nächsten Morgen – er braucht nicht mal einen Wecker und auch dafür keinen Anlauf – frisch und munter aus dem Bett zu springen und den frühen Tag zu begrüßen.

Heute bin ich auch mal vernünftig, dachte ich mir, und nun liege ich hier, starre die Decke an ... und soll Schäfchen zählen.

Ich bin nämlich mehr so der Typ »Anlauf«. Die Nachteule, die, die den Absprung selten schafft, wenn am Abend das erste Gähnen kommt, sondern so lange vor sich hin kramt und denkt und tippt, bis die Müdigkeit wieder verflogen ist und einer ganz eigenen Art von innerer Ruhe weicht. Wenn die Geräusche von der Straße weniger werden, die letzten Busse gefahren, die letzten Lichter im Haus gegenüber erloschen sind – das ist meine Zeit. Dann lasse ich mich in meiner Lieblingsecke nieder, mit einem Glas Rotwein vielleicht, das im schwachen Schein des Teelichts ganz dunkel schimmert, und begrüße die Nacht. Die Nacht und ich, wir können gut miteinander.

Der Morgen und ich – nun, wir haben eine eher schwierige Beziehung. Bis zum letzten Drücker kuschele ich mich unter mein Federbett und drücke mich vor der wachen Welt.

Heute früh habe ich versehentlich meinen Kapuzenpulli falsch rum angezogen. Das war eigentlich ganz schön. Ich habe da wirklich einige Sekunden gestanden, bevor ich verstand, warum es plötzlich so dunkel war. Habe beschlossen, mir das zu merken und als Lifehack für besonders schlimme Tage aufzuheben. Ich stelle mir das so vor: Wenn in der U-Bahn die Kontrolleure zusteigen, zack, Kapuze. Wie früher als kleines Kind, als noch das gute alte »Ich sehe dich nicht, also siehst du mich auch nicht« galt. Beim Versteckenspielen am Rande weinbrandbohnenseliger Familienfeiern machte ich meinen älteren Bruder und meine Cousinen irre, weil ich immer nur die Augen schloss, statt mich zu verstecken.

Zum Einschlafen sang meine Mutter manchmal »Weißt du, wie viel Sternlein stehen an dem blauen Himmelszelt«. Das mochte ich, denn das blaue Himmelszelt war in meiner Vorstellung immer ganz klar das Dreipersonenzelt, das die Hauswartsleute der Kirchengemeinde im Sommer immer in ihrem Garten aufbauten, um für den Campingurlaub zu üben, und in dem wir Kinder uns gerne versteckten, Schiffe versenken spielten, beim Bäcker eroberte Kuchenreste aßen und ja – vielleicht auch Sterne sahen, wenn wir lange genug dem Geruch von Siebzigerjahrekunststoff in der sengenden Sonne ausgesetzt waren.

Manchmal hatten wir ein kleines Transistorradio dabei. Auch die Lieder dieser Zeit waren sehr verwirrend. Bata Illic sang »Ich möcht' der Knopf an deiner Bluse sein« und ich hatte immer diese Vorstellung, dass ich eines Tages beim Anziehen, beim Knöpfeschließen, so einen Miniatur-Bata-Illic zwischen den Fingern haben würde. Wie würde ich den dann durch das Knopfloch kriegen, ohne was kaputt zu machen?

Und dann war da dieses Lied mit dem sprechenden Ring:
»Nimm den goldenen Ring von mir, dam-dam, dam-dam,
bist du traurig, dann sagt er dir: dam-dam, dam-dam.«
Ich verstand nie, warum der Ring »dam-dam« sagt!

Schäfchen zählen. Ich weiß nicht genau, wer sich das ausgedacht hat. Das hat schon in meiner Kindheit nicht funktioniert! Stundenlang saß mein Vater hundemüde an meiner Bettkante und zählte in Zeitlupe vor sich hin, während ich der Aufgabe nachkam, hinter meinen geschlossenen Augenlidern imaginäre Schäfchen über imaginäre Zäune hüpfen zu lassen. Und ich war gut im Imaginieren. Mein Vater schlief regelmäßig beim Zählen ein, ich weckte ihn dann und rief: »Los! Du musst weiterzählen, jetzt kommt das schwarze mit den Gummistiefeln« oder: »Warte, das hat den Anlauf vergeigt, die 97 noch mal, bitte.« Die Herden hinter meinen Lidern waren enorm. Und alle wollten drankommen.

»Hey.« Eine Hand berührt mich sanft an der Schulter. »Das gilt nicht. Ich kann nicht einschlafen, wenn du vor mir schläfst«, sagt der Mann leise. »Bata Illic ...«, murmele ich noch, wird er mir am nächsten Tag sehr nachdenklich erzählen, aber da bin ich auch schon wieder weg.

Pendelverkehr oder: Paech-Brot reloaded

Mein Smartphone ist ein Zeiträuber. Bei Tag und Nacht, sommers wie winters, daheim und unterwegs. Es ist ein Zeiträuber, ein Lebenszeiträuber erster Güte, und es macht seinen Job gründlich. Vielmehr, ich mache seinen Job gründlich, denn wenn ich mir mal vor Augen halte, was ich an einem durchschnittlichen Tag alles an absolut überflüssigen Informationen konsumiere und mit welcher Selbstverständlichkeit ich inzwischen meine Kontakte in diversen Apps am Laufen halte und verwalte, statt sie zu pflegen – also *in echt* zu pflegen, in Begegnung und Gespräch –, wird mir mitunter ganz schwummerig.

Einer meiner vagen Vorsätze für dieses Jahr lautete also: weniger Handyzeit. Am Wochenende morgens erst zum Buch auf dem Nachttisch statt nach dem Handy greifen. Und weniger nebenbei aufs Handy gucken, zum Beispiel wenn ich unterwegs bin. Wieder mehr von der Welt und den Gesichtern um mich herum mitkriegen.

Und so fahre ich nun also wieder oldschool mit dem 186er-Bus, mit der U9, S1, M10 und der U2 und betrachte meine Umwelt.

Das hab ich nun davon.

Was ich vor allem sehe, sind viele, viele Menschen, wie ausgeschaltet über ihre diversen Bildschirme gebeugt. Die Vorstellung, wie oft ich mich sonst da einreihe, behagt mir so gar nicht. Auch all diese Mundwinkel, mürrisch Richtung Boden gerichtet, hatte ich völlig vergessen. Ich sag mal so: Es gibt schon auch das eine oder andere Gesicht, bei dem man sich die Maskenpflicht zurückwünscht.

Ich schaue also umher. Lese die seltsamen Meldungen im *Berliner Fenster* oder die Werbeplakate über den Sitzen. Ich glaube, als ich die das letzte Mal bewusst wahrgenommen habe, gab es noch Paech-Brot. »Der Orje sprach zum Kulle: Haste nich ne Paech-Brot-Stulle.« Heute werden hier Studienplätze für Mediendesign beworben und »Teilnehmer*innen für eine Studie zu Medienkonsum« gesucht. Mit Plakaten. In der U-Bahn. Ich stelle mir das so vor, wie mein 17-Jähriger nach Hause kommt und sagt: »Frau Mutter! Ich habe ein interessantes Plakat in der U-Bahn gelesen, nun weiß ich, was ich studieren möchte.« Ich glaube, die sollten dringend noch mal ihre Zielgruppe sondieren.

Ich schaue mich weiter um.

Auch Schönes begegnet meinem Blick. Der wippende Mann mit seiner Lieblingsmusik auf den Ohren zum Beispiel, der so spürbar an sich hält, um nicht draufloszutanzen. Das eine oder andere Kind im Kinderwagen, dankbar für ein wenig Blickkontakt. Ein Hund, der aussieht wie mit Perwoll gewaschen.

Beim Warten treiben meine Gedanken anders, wenn ich mich nicht ins Smartphone verkrieche, stelle ich fest. Auf dem abendlichen Heimweg zum Beispiel, wenn ich am Senefelderplatz auf die U2 warte. Da kam mir plötzlich eine Erinnerung aus Schulzeiten in den Sinn, nämlich wie wir in der Pause immer Dinge ausgependelt haben: Dabei wurde ein an einer Kette befestigter Anhänger von welchem Hals auch immer ausgeliehen, mit viel Tamtam über die gespreizte Hand desjenigen gehalten, über den man etwas erfahren wollte. »Willst du mit ihr gehen, ja oder nein?«, so was. Unter uns Mädchen wurde oft gependelt: »Wie viele Kinder wirst du mal haben?« Wir konnten die Anzahl auspendeln und sogar das Geschlecht ablesen an der Art, wie das Pendel ausschlug: Ein Kreis bedeutete Mädchen, eine Längsbewegung Junge. Ich weiß noch, wie mystisch aufgeheizt wir alle waren. Und ich weiß noch, wie Kerstin bei Kind Nummer sieben irgendwann sagte: »Schluss jetzt!«, und ganz blass war.

Jedenfalls frage ich mich bei dem Wort »Pendelverkehr« seitdem, ob die Abfahrtzeiten da auf ähnliche Weise ermittelt werden. Vor meinem geistigen Auge sehe ich jetzt immer Orje und Kulle mit ihrem Pausenbrot in der BVG-Zentrale sitzen und pendeln.

Und der Kulle spricht zum Orjen:
»Die nächste Ringbahn kommt erst morjen.«

Haste Ärger im Verkehr,
denn wart ma ab, da jeht noch mehr.

Es würde so viel erklären.

Seit ich mich weniger in den Bildschirm verkrieche also, treiben meine Gedanken wieder mehr, vermutlich weil sie nicht ständig von irgendwelchen Algorithmen an der Leine spazieren geführt werden. Und neben all den unschönen Szenen, die man an einem durchschnittlichen Tag in Berlin so mitschneidet, gibt es doch auch immer wieder solche, die man nicht verpassen sollte:

Freitagnachmittag, Rathaus Steglitz, Bushaltestelle. Eine Mutter mit drei kleinen Kindern im Alter zwischen eins und vier Jahren steht an der Haltestelle. Das kleinste brüllt wie am Spieß, während das mittlere ungeduldig nach der Banane greift, die die Mutter gerade schält, während das älteste sich mit wildem Trotz im Blick auf dem Boden wälzt. Während ich dem Himmel danke, dass meine Kinder aus diesem Alter raus sind, sehe ich, wie eine Frau sich der Mutter nähert. Eine vornehm gekleidete ältere Dame mit Gehstock, vom Typ her eine waschechte Wilmersdorfer/Zehlendorfer/Dahlemer Witwe, und mir schwant Schlimmes: Kommt da die kleine Erziehungsratgeberin?

Wie oft habe ich selbst vermeintlich kluge Ratschläge von Mitreisenden bekommen, wenn eines meiner Kinder mal im Bus schrie, zum Beispiel weil es eine gemeine Ohrenentzündung hatte und ich es schnellstmöglich zum Arzt schaffen musste. Von einem vagen »Bei uns haben die noch pariert!« über ein etwas konkretes »Ein Klaps hat noch keinem geschadet!« bis hin zu »Dann müssen Sie halt laufen, wenn Sie Ihr Kind nicht im Griff haben!« war alles dabei.

Nun also sehe ich die alte Dame auf die Mutter mit ihren drei Kindern zuwackeln und halte die Luft an. Mit bangem Blick und zum solidarischen Einschreiten bereit, sehe ich zu, wie sie sie anspricht und die Hand aufhält: »Geben Sie mir mal die Bananenschale«, sagt sie. »Dafür haben Sie jetzt nicht auch noch Zeit.«

Und sie sagt es mit so warmer Stimme, dass die Kinder für einen Moment zu brüllen vergessen. Dann entsorgt sie die Bananenschale im Mülleimer an der Straßenecke und reiht sich wieder in die Schar der Wartenden ein. Über das gestresste Gesicht der jungen Frau huscht ein Lächeln, sie wischt sich ein Tränchen aus dem Augenwinkel, dann holt sie tief Luft und richtet sich auf.

Das große Kino der kleinen Momente.

Hätte jetzt auch einer dieser Millionen Videoclips sein können, die mein Smartphone mir immer vorschlägt, denke ich, aber in live und echt ist es so viel wirkungsvoller. Stromsparend. Augenschonend. 3-D! Ohne Eintritt!

In dieses Kino gehe ich jetzt wieder öfter.

Praxiserfahrung

Leise fällt die große Holztür hinter mir ins Schloss, das Vogelgezwitscher wird leiser, ein an der hohen Decke hängendes Klangspiel kündet von meiner Ankunft.

An der Rezeption begrüßt mich eine junge Frau in Biobaumwolle und liest mit achtsamen Bewegungen meine Karte ein, dann bittet sie mich, im Wartebereich Platz zu nehmen.

Dort schaue ich mich um. Das Licht der Morgensonne spielt sanft in den Wipfeln einer alten Linde, ehe es durch enorme Fensterbögen in die hellen Räume strömt, die Landschaftsbilder an der Wand sind in Grün- und Erdtönen gehalten und die honigfarbenen Holzdielen verströmen eine derart warme Atmosphäre, dass ich den Impuls unterdrücken muss, die Schuhe auszuziehen und im Lotussitz Platz zu nehmen.

Da haben wir den Salat: Schon dieses Wartezimmer macht mir Angst.

Es handelt sich um eine Praxis für Allgemeinmedizin, *das* hatte Ela mir gesagt, als ich nach Empfehlungen für eine neue Hausärztin gefragt hatte. Den Zusatz »Anthroposophie und Homöopathie« allerdings hatte sie unterschlagen. Sie weiß, dass meine Erfahrungen diesbezüglich nicht die besten sind.

Ich gehe gar nicht oft zum Arzt. Aber eine Anlaufstelle für Akutes und einen gelegentlichen Boxenstopp zu haben, macht schon Sinn, denke ich mir.

Seit meine alte Hausärztin vor ein paar Jahren in den Ruhestand gegangen ist, leide ich an einer gewissen medizinischen Heimatlosigkeit. Wir kannten und mochten uns, teilten den Sinn für Humor und ich liebte es, wenn ich einen Nachmittagstermin hatte und sie sich während des Gesprächs zurücklehnte und genüsslich ihr tägliches Stück Torte mümmelte, das sie sonst unter dem Schreibtisch verbarg. »Es stört Sie doch nicht ...?«

Ihre Nachfolgerin war da ein ganz anderer Typ. Rund um meine Corona-Infektion im letzten Winter hat sie das mit meinem Vertrauen endgültig vergeigt: Allzu deutlich erinnere ich mich an den Moment, als ich bei zugigen sechs Grad Celsius in einem an den Seiten offenen Partyzelt stand, das sie im Innenhof aufgebaut hatte. »Machen Sie sich mal frei«, hatte sie ungeduldig gesagt, ohne mir auch nur einmal ins Gesicht zu sehen, und mir das T-Shirt bis unter den fiebrigen Kopf nach oben geschoben, während der Novemberwind durch meine Haare fegte und sie ebenso halbherzig wie vergeblich versuchte, das Stethoskop warm zu hauchen. Aber drinnen war ihr das Ansteckungsrisiko zu groß. Mir schien es wahrscheinlicher, dass ich mir dort draußen den Tod holte. Ich tröstete mich mit dem Gedanken, dass mir das immerhin lange nicht passiert war, dass mir jemand im Partyzelt das T-Shirt nach oben schiebt, und konnte mein Lachen erfolgreich unter einem Hustenanfall verbergen.

Der letzte Homöopath, den ich wegen einer seltsamen anhaltenden Übelkeit aufgesucht habe, hatte mich gar nicht abgehört, sondern mir nur in die Augen geschaut und mittels Irisdiagnose eine Gastritis festgestellt. Als ich knapp neun Monate später wieder dort war, schob ich einen Kinderwagen vor mir her. »Ich wollte Ihnen Gastritis vorstellen«, sagte ich und nahm es mit Humor. Er reagierte verschnupft.

Nun sitze ich also hier. Ein Hauch von Patschuli und Flokati liegt in der Luft und das Klangspiel döngelt leise im Wind – ich könnte wahnsinnig werden. Ich greife eine Zeitung, damit ich was zum Festhalten habe. Es ist eine Fachzeitschrift über das Imkern in Steingärten und den Segen von Unkraut.

Ich lehne mich zurück und versuche, mich zu entspannen. In wie vielen Wartezimmern man im Laufe seines Lebens doch so sitzt, überlege ich ...

Da war dieser weißhaarige Zahnarzt, zu dem unsere Eltern uns Kinder schleiften, der mal im Scherz sagte: »Wenn es wehtut, beißt du zu«, und sich dann bei meinem Vater beschwerte, als ich es tat.

Der Lankwitzer HNO-Arzt fällt mir ein, dessen Gesicht ich wegen der blendenden Stirnlampe nie wirklich sehen konnte und der mir im Alter von etwa zehn Jahren ein Loch im Trommelfell »in der Größe eines Fünfmarkstücks« attestierte.

Der Gynäkologe am Hindenburgdamm, bei dem man sich schon splitterfasernackt ausziehen musste, bevor man sein Zimmer betrat. Der guckte einem auch nie in die Augen.

Nach einer Lungenentzündung musste ich mal zum Röntgen. Der Radiologe rief mich rein, ich stellte mich neben ihn, er klemmte gerade mein Bild in die Lichtleiste und sagte entsetzt: »Ach du Scheiße ...«

Ich kann sagen, von den Sätzen, die Ärzte so sagen, ist

das einer, den man weniger gern hört. Danach sagte er lange nichts, hielt nur seine Hand vor den Mund, während er immer wieder vom Röntgenbild zu mir und dann wieder zum Röntgenbild guckte und abschließend noch mal das Kleingedruckte besah.

»Sie sind *nicht* Herr Schröder«, sagte er dann, als hätte er gerade eine sehr komplexe Diagnose gestellt.

»Das stimmt«, antwortete ich wahrheitsgemäß und wusste nicht, ob ich zuerst ihm oder mir zu dieser Erkenntnis gratulieren sollte.

Er suchte mein Röntgenbild raus und befand mit einem flüchtigen Blick, dass alles in Ordnung sei. Als ich die Praxis verließ, war ich um Jahre gealtert.

Kurzum: Die meisten meiner Begegnungen mit medizinischer Fachkompetenz sind nicht gerade Heldengeschichten. Das erklärt vielleicht die nervöse Starre, aus der ich nunmehr gerissen werde, als eine Klangschale aus dem Behandlungszimmer verkündet, dass ich eintreten möge.

Ich erblicke eine kleine, etwas krähenhafte Gestalt, dann sehr muntere, freundliche Augen, die mir entgegenblinzeln. »Kommen Sie rein, meine Liebe. Was kann ich für Sie tun?«

Während ich erzähle, schaut sie mir einfach nur ins Gesicht. Das ist mir lange nicht passiert.

Nur einmal werden wir unterbrochen, als die Sprechstundenhilfe ihr ein Stück Kuchen reinreicht.

»Erzählen Sie weiter«, sagt sie und: »Es stört Sie doch nicht?«

Ich muss kichern und diesmal versuche ich nicht, es als Husten zu tarnen.

Es folgt ein ausführliches, zugewandtes Gespräch, in dessen Verlauf ich immer wieder nervös auf die Uhr gucke, weil ich das Gefühl habe, eine von uns muss es ja machen. Als sie mich zum Schluss noch einmal abhört, ist das Stethoskop ganz warm.

»Ihr Herz schlägt ein bisschen langsam«, sagt sie. »Machen Sie viel Sport?«

Sie wird mir mit jedem Satz sympathischer.

»Nein«, antworte ich trotzdem wahrheitsgemäß.

»Na, dann sind Sie vielleicht einfach gerade sehr entspannt«, sagt sie auf meinen fragenden Blick hin. Und tatsächlich könnte sie damit recht haben.

Es gibt dann noch diesen Moment, als sie mich zur Tür geleitet und kurz innehält: »Gehen Sie heute mal in die Natur«, sagt sie dann, so wie andere sagen würden: »Zwei Tabletten morgens und eine zur Nacht.« »Und betrachten Sie einfach mal ein paar Minuten eine Farbe, die Ihnen gefällt.«

Innerlich rolle ich ein bisschen mit den Augen. Andererseits – mir sind schon schlimmere Dinge geraten worden.

Wir schauen mal, wohin die Reise geht.

März und Mafia

Es ist wieder so weit: Die ersten milden Frühlingstage zwitschern uns ins Gemüt, das Himmelblau mischt sich mit dem Wintergrau in uns zu einer immer freundlicheren Farbe und selbst auf dem Rasenstreifen vor dem Supermarkt, zwischen zartem Schneeglockenläuten und übermütigen Kroküssen, bechert der März.

Nun ist die Sonne weg, die erste eifrige Nachtigall schon am Werke, ich war den ganzen Tag draußen und komme erst jetzt kurz vor Ladenschluss zum Einkaufen. Jetzt aber fix.

Rasch packe ich die wichtigsten Dinge in meinen Korb, dann reihe ich mich in die Kassenschlange ein, wo ich auf einen der Väter treffe, die ich von den Elternabenden an der Schule unseres Jüngsten kenne. Sein Name fällt mir nicht ein. Vatervonsophie. Wir plaudern ein bisschen über dies und das und natürlich kommen wir auch auf die anstehenden Mottos der nächsten Woche zu sprechen. Denn nicht nur der Frühling zieht ins Land, mit ihm kehren auch die Mottowochen wieder: Eine Woche lang sind die angehenden Abiturientinnen und Abiturienten aufgerufen, einem Tagesmotto entsprechend gekleidet in der Schule zu erscheinen. In diesem Jahr nun – schon, endlich – sind unsere Kinder dran.

»Montag geht es um Helden der Kindheit«, sage ich zu Vatervonsophie. »Das stürzt meinen Jüngsten gerade in echte Schwierigkeiten.«

»Ach, das war leicht bei uns«, sagt er, »Sophie geht als *Die Wilden Kerle*«, und ich finde, alleine für diesen Satz hat sich das Gespräch schon gelohnt. »Sophie findet eher den Mittwoch schwierig.«

»Warte, Mittwoch war Mafia, oder?«

Es hatte zwar einige Einwände aus der Eltern- und Lehrerschaft gegeben, dass das Motto politisch wie moralisch schwierig sei, weshalb der offizielle Titel nun »Wunschberuf« lautet, intern wissen aber alle: Mafia.

»Das Outfit steht schon«, sage ich. »Schwarzes Jackett, gegelte Haare, Sonnenbrille, dazu den alten Siegelring, den er mal von seinem Opa bekommen hat. Und den grimmigen Blick beherrscht er von Haus aus ganz gut.«

Wahrscheinlich hat er den auch von Opa Horst bekommen, denke ich bei mir, glücklicherweise wird er nur punktuell abgerufen. Von Hause aus hat er das offenste und freundlichste Gesicht der Welt, das Gegenteil von Mafia, da muss er sich am Mittwoch sehr konzentrieren. Beim Gruppenfoto sollte niemand »Cheese« rufen, sondern irgendwas Ungutes, »Brokkoli« oder »FDP«, dann kommt der passende Gesichtsausdruck von ganz alleine.

Beim letzten Halloween erst hatte er sich mit Anzug und Aktentasche als FDP-Wähler verkleidet, weil es das Gruseligste war, was ihm eingefallen ist. – Ich war an dem Tag sehr stolz.

Wir stehen immer noch in der Kassenschlange, vorne hält irgendein Umtausch alles auf.

»Wir haben in der Firma auch mal so einen Mottotag gehabt«, erzählt Vatervonsophie nun und man kann zusehen, wie die Erinnerung in sein Gesicht schwappt, das Lächeln erstirbt in Zeitlupe. »Das Motto war auch Mafia, die ganze Firma sollte im Mafialook kommen, so ein Teambuilding-Ding. Und zum Abschluss sind wir alle zusammen noch essen gegangen. Zum Italiener.«

Er hält sich die Hand vor die Augen und schüttelt den Kopf. »Zum Italiener«, wiederholen seine Lippen stumm, sein Gesicht erzählt, dass es ein schwieriger Abend gewesen sein muss.

Bewegung in der Schlange, gleich sind wir dran.

»Als was geht dein Sohn denn nun Montag?«, will er noch wissen. Er sagt »dein Sohn«, möglicherweise ist sein Gedächtnis noch mieser als meins und ich laufe in seinem Kopf die ganze Zeit als Muttervonjunge.

»Helden der Kindheit? Schwierig«, sage ich. »Er sagt, er hatte keine Kindheit. Weil er nie Super RTL gucken durfte und deshalb *Spongebob* verpasst hat.«

Sophies Vater räumt seinen Einkauf vom Band, zahlt und winkt mir noch mal freundlich zu. »Schönen Tag noch«, sagt er zerstreut zu der jungen Frau an der Kasse, dann ist er weg.

Nachdenklich zieht diese nun meine Waren über den Scanner. »Schönen Tag noch«, murmelt sie leise vor sich hin. »*Schönen Tach noch.* Wat will er denn? Welcher Tach denn, bitte?! Da is keen Tach mehr. – *Schönen Tach noch*, ernsthaft?!«, wiederholt sie nun etwas lauter und schaut mich konsterniert an. »Der is vorbei, der verdammte Tach. *Schönen Tach noch*, ick glaub, es hackt!«

Immer fester umschließen ihre wütenden Hände meine schon recht reifen Bananen, aber ich traue mich nicht, was zu sagen. »*Schönen Tach noch.* Wann steht der denn uff?« Ich stehe sehr gerade. Kurz bin ich versucht, so was wie »Ich kenne den Mann gar nicht« zu sagen, räume dann aber nur schnell meinen Einkauf in die Tasche und zahle. »Tschüss«, sage ich vorsichtig und: »Schönen Abend noch ...?«

»So is richtich!«, sagt die Kassiererin. Ich glaube, die ist heute Morgen auch als *Die Wilden Kerle* aufgestanden.

Vor der Tür treffe ich meinen Sohn, er hat sich mit seinem Kumpel Lukas zum gemeinsamen Abendessen an der Dönerbude getroffen. Schon von fern erkenne ich die grimmige Stirnfalte, vielleicht übt er für Mittwoch.

»Glaubste nicht!«, erzählt er. »So'n finsterer alter Mann gerade, so Typ AfD-Rainer, kam mit seinem Fahrrad vorbeigeradelt. Hat uns gesehen und direkt neben uns angehalten.

›Was ist 8 und 8 und 4?‹, pöbelt er uns an!

Wir so: ›Äh – 20.‹

Er so: ›Hohooo, das könnt ihr also gerade noch, ja. Na, was ist denn 7 mal 8 ... und 4 ... geteilt durch 6?‹

Wir so: ›56 2/3.‹

Er so: ›56 und 4! Geteilt durch 6! Das ist 10, ihr Pfeifen!‹

Wir so: ›Nee. Punktrechnung vor Strichrechnung. 7 mal 8 ist 56, 4 durch 6 gleich 2/3, also 56 2/3.‹«

Lukas und er wollen ab Oktober beide Mathe studieren. Auf Lehramt.

»Und dann?«, frage ich gebannt.

»Dann ist er schnell auf sein Fahrrad gestiegen und weitergefahren. ›Eure Generation ist verloren!‹, hat er noch gerufen.«

Während wir schweigend die Treppen hochlaufen, klingt die Geschichte noch nach. »Was für ein Assi«, bricht es aus meinem verdrossenen Spross heraus. »Ich meine, ich halte doch auch nicht an der Dönerbude neben irgend'nem wildfremden alten Mann an und rufe: ›Hahaaaa! Na-ha, wie viele Finger halte ich hoch?‹«

Ich verstehe seinen Ärger. Recht hat er. Um ihn ein bisschen auf andere Gedanken zu bringen, nehme ich das Thema Mottowochen wieder auf. Eine Lösung für die »Helden der Kindheit« muss her.

»Du könntest als dein Vater gehen«, schlage ich vor. »Da musst du dich gar nicht verkleiden, du siehst sowieso genauso aus wie er. Nur die Zigarette fehlt.«

»Luke, ich bin mein Vater«, röchelt er probehalber, aber es überzeugt uns nicht.

»Haben wir irgendwo 'ne große, eckige Brille?«, fragt er, und ich denke erst: also doch Spongebob, aber es wird nun darauf hinauslaufen, dass er als Ralf aus der Wissenssendung *Wissen macht Ah!* geht, hat er sich überlegt. Ich kann ihn gar nicht so viel in den Arm nehmen, wie ich ihn dafür feiern möchte.

Ab Dienstag ist es dann übrigens wieder einfacher. Da braucht er ein Kostüm mit seinem Anfangsbuchstaben. Er will als Jesus oder als Joint gehen. Auf beides wäre ich sehr neugierig.

Nein, es ist wirklich keine leichte Zeit für diese Generation. Aber verloren sind sie mit Sicherheit nicht.

Tick-Tack

Von meinem wunderbaren Kollegen Jess Jochimsen gibt es eine Geschichte, in der er erzählt, wie sein kleiner Sohn im Religionsunterricht mal das fünfte und sechste Gebot durcheinandergebracht hat. »Du sollst Vater und Mutter nicht töten«, hatte er geschrieben und daraufhin eine Fünf bekommen. Von mir im Geiste gäbe es eine Eins plus. Mit Sternchen, Bienchen, Lachgesicht, einfach mit allem. Gewinner der Herzen.

Mir hat diese Erzählung meine frühkindliche Religionserziehung wieder ins Gedächtnis gerufen und seither gehen mir die Zehn Gebote ständig durch den Kopf. Ich weiß sie nicht mehr alle im Wortlaut aufzusagen, aber ich finde den Gedanken, neue zu formulieren, ohnehin viel reizvoller.

Gestern bin ich beispielsweise durch die Lichterfelder Nebenstraßen gelaufen und dachte: »Du sollst keine Plastikeier in Bäume hängen, denn es sieht immer scheiße aus.«

Ich spaziere ja viel. Und fahre selten Auto. Ein eigenes besitze ich nicht, geschweige denn einen Führerschein, es ist nicht so mein Ding, und wenn ich mal bei jemandem mitfahre, gebe ich den verpeilten Passagier. Wo andere Leute das Bedürfnis haben, dem Fahrenden Ratschläge zu erteilen oder mitzubremsen, schaue ich aus dem Seitenfenster, beobachte die Muster, die der Scheibenwischer in den Regen malt, lasse die Landschaft an mir vorbeiziehen und bestaune Wolken und Wiesen, Kraniche und Milane, Häuser und Leute. Auf die Strecke achte ich dabei kaum, allein zurückfinden würde ich im Leben nicht. Aber es gibt halt immer so viel zu sehen! Manchmal schnappe ich immerhin Namen auf, wunderbare Ortsnamen, die in meinem Kopf gleich ganze Geschichten lostreten. Wackerballig. Probsteierhagen. Visselhövede. Oder Wegweiser zu Betrieben und Restaurants.

Neulich passierten wir *Lappland – Ihre sanfte Autowaschanlage*. Und auf dem Weg nach Kiel die Gaststätte *Ohlrogges Greekfood*.

»Du sollst den Namen deiner Gaststätte nicht unnützlich führen« stünde auch ganz weit oben auf meiner Liste.

Meine neueste Entdeckung in Sachen Namen: Das Café auf dem Stahnsdorfer Friedhof heißt *Tick-Tack*.

Genau mein Humor.

Laut Website kann man das Café für »Anlässe und Feierlichkeiten aller Art« mieten. Aller Art. Welcher Art mögen die »Feierlichkeiten« wohl sein – in einem Friedhofscafé?

Man kann verschiedene Büfetts für die Trauerfeier wählen. »Buffet Rustika« zum Beispiel. Für die Fraktion »massive Eiche« vielleicht.

Schön auch, dass es das Bauernfrühstück gibt, Stahnsdorf liegt ja in einer ländlichen Gegend, bei den Getränken allerdings vermisse ich die Tote Tante.

Wahrscheinlich ist es gar nicht so leicht, eine Speisekarte so zu gestalten, dass mein zuweilen etwas abseitiges Kopfkino *nicht* anspringt. Aber gerade in Umgebungen, wo gemeinhin Bedächtigkeit und Ernst angezeigt sind, packt es mich manchmal. Vielleicht ist es einfach meine Art, mit dem

Gefühl von Bedrückung umzugehen. Ridiculus. Sei es drum. Meistens habe ich das ganz gut unter Kontrolle und klatsche zumindest nicht vor Begeisterung in die Hände, wenn zum Beispiel vor dem Tor ein schwarzer Wagen mit dem Schriftzug »Bestattungen Schade« hält. Schade, denke ich dann mit einem inneren Schulterzucken, stellvertretend für den armen Menschen im Passagierbereich, habe dann aber schon so viel Anstand, das in meinem Kopf mit mir auszumachen.

Ich gehe auch öfter auf dem alten Matthäus-Kirchhof in Schöneberg spazieren. Auch dort gibt es ein kleines Café. Das warb auf seiner Tafel mal in schönster Kreideschrift für Kaffee und Kuchen – unter der Überschrift »ATEMPAUSE«, das fand ich auch sehr schön. Ob es dort auch einen Coffee to go gibt?

Aber jetzt ist Schluss mit Kopfkino. Ich muss dem Jüngsten beim Lernen helfen, seine nächste Abiprüfung steht vor der Tür. Er soll nicht falsch Zeugnis bekommen.

»Wenn du die Zehn Gebote neu schreiben dürftest, wie würden die heißen?«, frage ich ihn. Er denkt kurz nach.

»Ich glaube, ich bräuchte nur eins«, sagt er: »Du sollst kein Arschloch sein.«

Ich weiß nicht, wie weit er mit dieser Aussage in seinem dritten Prüfungsfach Politik kommt. Aber von mir bekommt er eine Eins plus. Mit Sternchen, Bienchen, Lachgesicht, einfach mit allem. Amen.

Komm, lieber Mai

Berlin. Die Sonne brennt. Der Fahrradhelm sitzt.

Ich könnte ein Kreuz obendrauf malen, denke ich lakonisch, während ich den Kinngurt noch mal festziehe. Ein Fadenkreuz auf weißem Grund: »Bombe bitte hier abwerfen«. Wenn schon, denn schon.

Über so was denke ich jetzt manchmal nach.

Meine Gedanken sind oft schwer in diesem Mai 2022, die Weltnachrichten und eine latente Fluchtbereitschaft, bei der ich mich immer wieder erwische, machen mürbe und kosten Kraft.

Vielleicht ist es ja, weil ich das Kind zweier Flüchtlingskinder aus Pommern bin – in meinem Unterbewusstsein überlegt es irgendwie die ganze Zeit, was ich mitnehmen würde, wenn wir wegmüssten. Welche Schuhe die Kinder dann anziehen, so was.

Die meisten, denen ich davon erzähle, runzeln die Stirn und erklären mich auf sehr liebevolle Weise für gestört. Doch einige wenige nicken stumm und wissen, wovon ich spreche.

Meine Freundin Mona zum Beispiel erzählte mir, dass sie gleich zu Beginn des unsäglichen Krieges in der Ukraine einen kleinen Koffer mit ihren liebsten Dingen, größten Werten und wichtigsten Unterlagen gepackt und ihn griffbereit in den Flur gestellt hätte. Ich bin da nicht allein.

Bewegung, Fahrradfahren und ein wenig Frühlingsluft um die Nase tun gut. Munter flackert das Morgenlicht durch das frische Grün, während ich mit dem Fahrrad die Lauenburger Straße hinuntersause und diese alte Melodie summe: »Komm, lieber Mai, und mache«. Ich singe oft auf dem Fahrrad, jedenfalls im frühen Frühjahr, jetzt im Mai wird es langsam schwieriger wegen der ganzen Insekten, da ist Summen besser, sonst hat man eine zusätzliche Mahlzeit intus, wenn man wieder vom Sattel steigt: »Der kleine Eiweißschock«, »frisch aus der Region«.

Auf dem Wochenmarkt mache ich halt und schließe mein Fahrrad an. »Frisch aus der Region« steht ja im Moment auf vielem drauf, so auch hier am Stand der Biofleischerei, wo eine handbeschriebene Tafel das Angebot des Tages verkündet: »Frisches Alpenrind aus der Region«. Darüber muss ich doch sehr schmunzeln. Sang nicht schon Rainald Grebe: »Wenn man zur Ostsee will, muss man durch die Brandenburger Alpen«?

Ein paar Stände weiter, beim Blumenhändler, schnuppere ich mich eine Weile durch die herrlichen Freilandrosen, nehme mir dann aber nur zwei kleine Blumentöpfe für den Balkon mit, die der Händler ins Papier des heutigen *Tagesspiegels* wickelt.

Das besorgte Gesicht von Olaf Scholz wirkt gleich viel freundlicher neben den zarten Blüten des Hornveilchens und Selenskis Augenringe verschwinden fast unter den lila Blüten der Küchenschelle. Weltnachrichten / Serviervorschlag, denke ich, während ich die Schätze in meinem Fahrradkorb verstaue und wieder auf den Sattel steige.

Auf dem Heimweg treffe ich Mona.

»Na«, sage ich. »Alles okay, Koffer weiter griffbereit?«

Sie seufzt tief: »Na ja ... der stand da jetzt zwei Wochen, aber gestern, als ich gerade aus der Tür gehen wollte, dachte ich plötzlich: Wenn jetzt ein Einbrecher kommt ...«

Kurz läuft die Szene vor meinem inneren Auge ab. In der Tat wäre das wohl der beste Service, den je ein Einbrecher erlebt hat – dass er zur Tür reinkommt und alles ist schon abholbereit gepackt.

Über diese Vorstellung müssen Mona und ich sehr lang und laut lachen. Lachen, als ob es ein Morgen gäbe, es tut unsagbar gut.

So ist das in dieser Zeit: Wir teilen Sorgen, sortieren dabei rationale und irrationale Ängste wie Aschenputtel die Linsen und richten uns innerlich neu ein.

Den Koffer hat Mona inzwischen wieder ausgepackt.

Heuschnupfenballade

Der Flieder flauscht, Maiglöckchen läuten,
der Frühling zieht uns ins Gemüt.
Wenn nur die Bäume nicht so streuten:
Veronika, die Nase blüht.

Eigen

Ich behaupte ja gar nicht, normal zu sein. »Normal«, was ist das überhaupt für ein Wort, welche Norm ist es, um die es hier geht, wer legt sie fest?

Hätte man meine Eltern dereinst nach ihrem Erziehungsziel gefragt, hätten sie wahrscheinlich nur gesagt: »Hauptsache, das Kind wird normal!«

Wenn ich mir mein Leben heute so angucke, würde ich sagen: In diesem Punkt sind sie mit Karacho gescheitert.

»Du bist doch nicht ganz normal!« Auch diesen Satz habe ich als Teenager öfter zu hören bekommen, von Nachbarn, Lehrern und Verwandten, er war die große Schwester von: »Dir geht's wohl zu gut!«

Eigen. Ja, »eigen« ist vielleicht ein Wort, das ganz gut auf mich zutrifft.

Allein meine Entscheidung, einen respektablen Job, ein festes Gehalt, einen unbefristeten Arbeitsvertrag und eine Chance auf Rente über Bord zu werfen, um stattdessen mit anderen sehr eigenen Charakteren über verschrobene Bühnen zu streifen und Texte über unser Leben vorzulesen, kann man zu Recht ein bisschen eigen finden. Aber auch in meinen Charakterzügen finden sich von jeher Eigenheiten: Ich mag Regen lieber als Sonne, sehe in Gegenständen ständig Gesichter, leide an einer seltenen Form von Schlagertourette, die

Form von Walnusskernen erinnert mich an Hühnchen, ich gebe meinen Pflanzen Namen und bei nichts anderem schlafe ich so gut ein wie bei den Verkehrsnachrichten im Radio.

Eigentlich gebe ich nicht nur meinen Pflanzen Namen, ich gebe allem Namen, was nicht bei drei auf den Bäumen ist, ach, und selbst wenn, egal, dann gebe ich halt dem Baum einen Namen.

Der Fliederbaum auf meinem Balkon zum Beispiel heißt Frieder, eine längere Geschichte. Das Stiefmütterchen heißt Väterchen und die Studentenblume Rudi. Und die Clematis heißt Diva, weil sie immer so dramatisch ihre Triebe in den Himmel reckt, außerdem bin ich im Besitz einer Schuhbank namens Schubert und der Kühlschrank hört auf den Namen Fritz. Fragen? Ja? Ich auch. Viele.

Ja, ich glaube, »eigen« ist das richtige Wort.

Wobei ich es auch ein bisschen schade finde, dass es so einen schlechten Ruf hat. Ist doch ganz schön, ich meine, wenn man eigen ist – gehört man sich selbst, oder?

Damit seinen Frieden zu machen, kann schon mal ein paar Jahrzehnte dauern. Immer noch habe ich die Stimmen der Altvorderen im Ohr: »Du bist doch nicht ganz normal!« Nur kann ich heute, zumindest im Geiste, darauf strahlen und antworten: *»Ja, stimmt! Wie großartig ist das denn, bitte?«*

Auch der Satz »Dir geht's wohl zu gut!« ist immer wieder mal da.

»Danke, ja, mir geht's gut – aber zu gut? Zu gut für wen? Zu gut für mich? Zu gut für dich?«

Es macht nicht immer Spaß, aber ich glaube, wir tun gut daran, öfter mal die Glaubenssätze hervorzuholen, mit denen wir aufgewachsen sind. Was mich angeht, sind das eine ganze Menge:

Müßiggang ist aller Laster Anfang. Übermut tut selten gut. Hochmut kommt vor dem Fall. Oder auch immer wieder gern ins Poesiealbum geschrieben:

Sei wie das Veilchen im Moose, bescheiden, sittsam und rein,
und nicht wie die stolze Rose, die immer bewundert will sein.

Allgegenwärtige Weisheiten. Manchmal mache ich mir einen Spaß daraus, sie in meinem Kopf umzuformulieren.

Müßiggang ist aller Freuden Anfang!
Übermut tut auch mal gut!
Hochmut kommt vor dem Fliegen!

Was würde ich meinen Kindern heute ins Poesiealbum schreiben, wenn sie welche besäßen? Vielleicht dies:

Ob Kresse, ob Sonnenblume,
blüh und verstecke Dich nicht.
Lass sie reden, die Schattengewächse.
Sei eigen! Und such Dir dein Licht.

JGA

Ich habe ein zwiespältiges Verhältnis zu Geburtstagen.

Ich habe ein zwiespältiges Verhältnis zum Muttertag.

Ich habe ein zwiespältiges Verhältnis zu Hochzeiten.

Ich habe – ach, sagen wir einfach, ein zwiespältiges Verhältnis. Es stimmt fast immer. Bestimmte Rituale und Traditionen wecken auf seltsame Weise meine Widerstände, ich muss mich dann sehr konzentrieren, damit mein innerer Bock nicht rauskommt zum Spielen.

Die Herausforderung, der ich mich heute stelle, hört auf den Namen: Junggesellinnenabschied.

Ich will es mal so sagen: Es gibt nicht allzu viele Dinge, die ich gut finde an dieser Lebensphase rund um die fünfzig, doch allein, dass die Zahl der Hochzeiten und somit auch der damit einhergehenden Rituale abnimmt, empfinde ich persönlich als großen Gewinn.

Aber nun ist es doch noch mal so weit: Regina heiratet. Und wie sie heiratet. Seit Monaten gibt es kein anderes Thema, ich bin über die Auswahl des Kleides (blumig), der Schuhe (himbeer), des Brautstraußes (Pfingstrosen) und der Musik (großes Kino) informiert. Auf ihrem Handy hat sie als Bildschirmschoner einen Countdown installiert, der seit über einem Jahr (!) die noch verbleibenden Tage und Stunden anzeigt.

Der Junggesellinnenabschied, kurz JGA, wie ich lerne, wird auf Reginas Bitte hin von zwölf auserkorenen Freundinnen, fortan: Brautjungfern, organisiert. Die Hälfte kommt aus Berlin, die anderen werden für diesen Tag eigens aus diversen Dörfern anreisen, die meisten kennen einander nicht, die Kommunikation erfolgt über eine WhatsApp-Gruppe.

Eine WhatsApp-Gruppe. Mit zwölf Frauen. Ich habe in den letzten Monaten Emojis kennengelernt, von deren Existenz ich bis dato nichts wusste.

Am Vorabend fragt mich mein Sohn, was ich am Wochenende mache. »Junggesellinnenabschied«, seufze ich.

»Oh ...«, sagt er, dann arbeitet es eine Weile in seinem Gesicht, ein paarmal setzt er an, etwas zu fragen, schweigt dann aber.

»Was?«, hake ich nach.

»Na ja«, sagt er. »Junggesellinnenabschied, da gibt es ja eigentlich nur eine Frage ...«, er macht große Augen, eine lange Pause und sucht in meinem Gesicht vergeblich nach einem Zeichen der Erkenntnis, »... also: Stripper oder kein Stripper?«, fragt er schließlich.

Ich ziehe die Stirn in Falten und schüttele den Kopf. »Regina ist 63 und es ist ihre zweite Hochzeit.«

»Das klingt nach 'nem Grund für zwei Stripper«, entgegnet er halb trotzig, halb entrüstet und irgendwie finde ich es auch ein bisschen schön, dass er mir, die ich mich doch immer über Altersdiskriminierung und stereotype Frauenbilder beschwere, hier den Spiegel vorhält. Er gibt sich erst zufrieden, als ich ihm erkläre, dass die Braut diese Bitte im Vorfeld selbst geäußert hatte: keinen Stripper.

Vielleicht war ihr die Geschichte ihrer Nachbarin noch allzu gegenwärtig, die im Innenhof der Wohnanlage mal sehr exzessiv in ihren Geburtstag reingefeiert und sich dabei dermaßen die Kante gegeben hat, dass sie, als die Polizei gegen Mitternacht kam, nicht etwa die Musik leiser drehte und versuchte, den Schaden zu begrenzen, sondern auf den Tisch stieg, ihre Jacke wie ein Lasso über dem Kopf schwenkte und den Beamten »Auszieh'n!« entgegenrief, weil sie dachte, jetzt kämen die Stripper.

Also nein, Regina will keinen Stripper, und ich bin sehr dankbar, denn ansonsten will sie das volle Programm: Glitzer, Halligalli, Karaoke, haste nich gesehen. Ich atme also tief in die Maienluft und halte meine Widerstände im Zaum. »Regina ist meine Freundin und dies ihr Wunsch«, bete ich meinem inneren Bock vor: »Du hast Sendepause.«

Nun ist er also da, der große Tag im Mai. Die Luft ist lau, die Sonne strahlt, ein leiser Wind spielt mit dem frischen Laub der Linden. Alles wie bestellt.

Nach verkichertem Kennenlernen und reichlich Rhabarberschorle im Biergarten von Bethanien (zwölf getrennte Rechnungen), gemeinsamem Flanieren am Engelbecken entlang und einer anschließenden zweistündigen Dampferfahrt auf der Spree folgt ein Bummel entlang der East Side Gallery mit schätzungsweise 237 Gruppenfotos, die verstörte Touristen alle paar Meter von uns machen müssen. Nun stehe ich hier, vor einem Falafelladen mitten im Getümmel der Warschauer Straße. Die Sonne geht unter und ich kann sie verstehen. Nur noch wenige Meter bis zur Karaokebar.

Ich bin »Team Braut« und alle können es sehen, denn an meinem T-Shirt trage ich einen Button, auf dem steht: »Team

Braut – Susanne«. Gegen die lustigen Papphütchen und -brillen und -schleifen konnte ich mich bisher erfolgreich wehren. Das Glitzerwinkelement, das mir stattdessen zugeteilt wurde, habe ich leider auf dem Schiff unter dem Stuhl liegen lassen. Schade.

Allerdings ändert sich meine Wahrnehmung der Situation quasi stündlich. Manches relativiert sich. Nachdem wir allein auf den etwa 100 Metern Wegstrecke zwischen Oberbaumbrücke und Warschauer Straße schon wieder vier weiteren Junggesellinnenabschieden begegneten, bin ich inzwischen ja schon dankbar, dass ich kein rosa Tutu und keine Schärpe tragen muss. Eine der vorbeiziehenden Bräute trägt einen Bauchladen vor sich her und muss Peniskekse an Passanten verkaufen, eine andere versucht, mitten auf dem Gehweg den hackedichten Bräutigam des entgegenkommenden Junggesellenabschieds zu schminken, der ihr aber immer wieder weggleitet. Die Herren tragen Paillettenhüte in einem schillernden Blau, das in verblüffender Weise mit ihrem Zustand korrespondiert, sie trägt ein extrem enges, tief ausgeschnittenes T-Shirt, auf ihren Brüsten prangt in glitzerndem Strass der Schriftzug »Uns hättest du haben können«.

Ich glaube, ich bin mit meinem Button doch ganz zufrieden.

Überhaupt ist es nicht so, dass wir uns optisch besonders gut einfügen würden in diese bunte Szenerie hier. Wir sind zwölf Frauen im Alter von 52 bis 73, ich humpele seit zwei Stunden wegen meines Fersensporns, die Mehrzahl von uns hat graue Haare und trägt Jeans, bequeme Schuhe und praktische Regenjacken in allen Farben des Regenbo... – sagen wir, in allen Farben des Regens. Auch glaube ich nicht, dass es oft passiert, dass bei der Stern- und Kreis-Schifffahrt gefragt wird: »Dürfen die schwerbehinderten Bräute zuerst an Bord?«

Fast alle nehmen zudem irgendwelche Medikamente ein, weshalb auch fast alle nüchtern sind. Wir sind ein Junggesellinnenabschied mit Mineralwasser und alkoholfreiem Bier. Die Freunde der Touris, die die Fotos von uns schießen, machen aus dem Hintergrund noch Bilder mit ihren eigenen Kameras. Um ihren Leuten zu Hause von uns erzählen zu können. Ich behalte meine Sonnenbrille auch dann noch auf, als längst Wolken aufgezogen sind.

Der Hunger wird nun am Imbiss gestillt. Wir verlieren etwas Zeit, weil Ute aus Eckernförde kein Falafel wollte und sich mit den Worten »Ich gucke mal, ob ich irgendwo einen Apfel bekomme« von der Gruppe entfernt hat. Glücklicherweise hat sich Katrin bereit erklärt, den Google-Maps-Part zu übernehmen und uns auf dem kürzesten Weg zur Karaokebar zu lotsen. Also, ich dachte, es wäre Google Maps, aber tatsächlich hat sie zu Hause ihren Falk-Plan abfotografiert und benutzt jetzt das Foto zum Navigieren. Ich lerne heute so viel.

In *Monster Ronson's Ichiban Karaoke* angekommen, passieren wir flötend und etwas nervös ein Schild, auf dem steht: »Kein Zutritt für JGA-Gruppen«. Aber ich bin mir nicht mal sicher, ob der Türsteher uns überhaupt als Frauen identifiziert hat. Die Unsichtbarkeit unserer Altersgruppe hat nicht nur Nachteile. Männer, die auf Ziegen starren – niemand hält uns auf. Am Tresen werden wir von Alice in Empfang genommen und eingewiesen. »Hi, ich bin Alice«, sagt sie.

»Alice?«, frage ich, es ist wohl eher ein Reflex, und ich bin überaus dankbar, dass niemand die Steilvorlage aufnimmt und ein fröhliches »Who the fuck is Alice?« hinterherschiebt.

Die für uns reservierte schalldichte Kabine trägt den Namen »Billie«. Ich bin etwas unsicher, ich war noch nie beim Karaoke. Und ob wohl alle aus der Gruppe mit dem Krach und der Technik klarkommen werden?

Wieder einmal bekomme ich eine Lektion in Schubladendenken. Kaum hat Alice die Tür hinter sich zugezogen, da steht Annegret aus Bislich am Niederrhein schon auf der Bühne und schmettert lauthals Marianne Rosenberg: »Er gehört zu mir«. Silke aus Marienfelde reißt ihr förmlich das Mikro aus der Hand, denn schon schwirren die ersten Töne von Whitney Houstons »I Will Always Love You« durch die Luft. Sie gibt alles und noch ein bisschen mehr. Und sie singt es für Regina, voller Inbrunst. Die Braut verdrückt ein Tränchen der Rührung.

Alle haben, wie sich herausstellt, schon im Vorfeld Lieder überlegt, die zu einer anstehenden Hochzeit passen. Nun bin ich dran und bin völlig unvorbereitet, Panik steigt auf. Es ist ja nicht so, dass ich nicht sieben Millionen Songs kennen würde, aber nun ist es wie mit dem rosa Elefanten, an den man nicht denken darf. Die Lieder, die mir einfallen, sind unter anderem Howard Carpendale: »Geh doch, ich sage dir, geh doch«, Herbert Grönemeyer: »Deine Liebe klebt« und *Die Ärzte:* »Männer sind Schweine«.

Da ist es ja wieder, mein Schlagertourette. Mit einem Klick weiter auf »Westerland« kann ich mich aus der Affäre ziehen, und ja, wenn ich jemals ganz dringend an die Nordsee wollte und das Gefühl hatte, meinen Verstand zu verlieren, dann hier in dieser Karaoke-Kabine in der Warschauer Straße.

Es muss etwa bei Strophe drei sein, als mein innerer Bock endgültig kollabiert. Es ist so weit, ich lasse alle Widerstände fahren: Verdammt, das macht wirklich Spaß. Gut, vielleicht ist auch etwas Sauerstoffmangel im Spiel, aber was soll's. Partyrock is in the house tonight. So jung kommen wir nie mehr zusammen. Rote Lippen soll man küssen. She Loves You, yeah yeah yeah.

»Was soll'n die Nachbarn sagen?«, fragen mich *Die Ärzte* etwas später aus der Anlage, und genau, denke ich, genau: Vielleicht kann ich als vermeintlich coole Berlinerin mit Hang zur Fremdscham, als ewige Zweiflerin und obendrein Jüngste in dieser Runde, vielleicht kann ich genau hier in diesem wild feiernden Haufen völlig Coolness-befreiter Niederrheinerinnen noch eine Menge lernen.

Erschöpft und beseelt steigen wir ein paar Stunden später in die U-Bahn und treten die diversen Heimwege an. Schweigend steckt Katrin mir ein glitzerndes Winkelement zu. »Das hattest du auf dem Boot vergessen«, sagt sie. Lächelnd betrachte ich den Schriftzug: »She said yes.«

Vielleicht geht es viel öfter im Leben darum, denke ich, Ja zu sagen. Sich zu entscheiden, einzulassen und sich nicht ewig an den eigenen Widerständen abzuarbeiten. Ich denke, ich werde es hinter den Spiegel im Flur klemmen, damit ich mich daran erinnere.

Hoffentlich heiratet bald die Nächste.

Ungelogen

Mittwochmorgen, Gleis 3, pünktlich verlässt der ICE den Berliner Hauptbahnhof. Kassel, ich komme!

Beim Blick aus dem Zugfenster berauschen sich meine stadtmüden Augen am Lila der Fliederbäume in den Kleingärten, Akazien, erste Mohnblumen sausen vorüber, die Geschwindigkeit verwischt sie zu wilden pastellfarbenen Fensterbildern, ein bisschen, als hätte Herr Monet es heute eilig gehabt. Ab und zu werden meine Gedanken von Ansagen des Zugbegleiters unterbrochen. Besonders beeindruckt mich der Text: »Schauen Sie doch gerne mal in unserm Bordbistro vorbei: Ein kleines Frühstück und ein Bier dazu, wie klingt denn das? Lecker!« Morgens, halb zehn in Deutschland.

Reginas Hochzeit steht an, Sven und sie geben sich das Ja-Wort in der Stadt, in der sie sich kennengelernt haben, und ich reise an, um die Fotos zu machen. Am Kasseler Bahnhof angekommen, fahre ich direkt mit der Tram Nummer 3 bis zum Rathaus, setze mich in ein Straßencafé mit Blick auf die *Documenta* und gucke ein bisschen Leute. Gut eine Stunde noch. Fahrig gnibbele ich an der Zuckertüte herum, die auf der Untertasse meines Cappuccinos liegt, stecke sie dann vornehm zwischen Zeige- und Mittelfinger und kann mich gerade so beherrschen, den nächsten Passanten nach Feuer zu fragen. Ja, ich bin ganz schön nervös.

Ich treffe das Brautpaar auf dem Parkplatz hinter dem Standesamt. Reginas leuchtender Brautstrauß aus Pfingstrosen kann mit ihrem strahlenden Lachen kaum mithalten, Sven, den ich sonst eher im Schlabberlook kenne, erscheint in Hemd und Fliege, aufrecht und stolz wie Bolle.

Die freundliche Dame im Vorzimmer des Standesamts fragt alle Formalitäten noch einmal ab, sammelt die noch fehlenden Papiere ein, kommt ansonsten aber kaum zu Wort, weil Regina die Geschichte ihrer Beziehung erzählt, 17 Jahre im Zeitraffer, vom Kennenlernen bis zur Verlobung am Strand von Hiddensee, in Fleecejacken mitten im Mai, weil das Wetter so schlecht war.

»Ich habe vor zwei Jahren auch hier geheiratet«, sagt die Beamtin beiläufig, während sie ihre Eintragungen vervollständigt. Die Braut ist gerührt, rutscht ein Stück auf ihrem Stuhl nach vorne, neigt sich vor und fragt im vertraulichen Flüsterton: »Und? Hat es was verändert?«

Die Beamtin schaut auf und blinzelt erschrocken, als hätte sie jetzt erst bemerkt, dass sie das gerade laut gesagt hat. Für den Bruchteil einer Sekunde meine ich zu erkennen, wie ihr Blick an ihrem Gegenüber abrutscht und in die Ferne schweift. Wie sie die möglichen Antworten abwägt auf die Frage, ob sich was verändert hat; wie sie aus der Nummer jetzt rauskommt, ohne zu lügen. Dann nimmt ihr Gesicht wieder Haltung an, sie lächelt wieder freundlich und erwidert:

»O ja. Es macht alles noch intensiver.« – Und lässt damit völlig offen, ob es die Liebe ist oder die Mordfantasien. Chapeau!

Man kennt das ja. Ich meine, ich habe mal versucht, nach Marie Kondo aufzuräumen, da soll man sich bei jedem Gegenstand, den man in die Hand nimmt, fragen: »Does this spark joy?« Und wenn man das eine Weile macht und verinnerlicht, dann kann es schon passieren, dass man morgens im Halbschlaf neben sich guckt, da wo die Schnarchgeräusche herkommen, dann fragt man sich auch manchmal: »Does this spark joy?«, und geht lieber Kaffee kochen, bevor man das zu Ende denkt.

»Es macht alles noch intensiver« ist jedenfalls eine großartige Antwort. Ich hatte schon immer einen Riesenrespekt vor Leuten, die so was können.

Als ich Kind war, hat mein Onkel mal den Witz erzählt, bei dem es darum ging, dass ein Priester zwei Päckchen Kaffee über die Grenze schmuggeln, aber dabei nicht lügen will. Er klemmt sich also die Päckchen unter die Arme, eins rechts, eins links, und als der Zoll ihn fragt, antwortet er: »Ich habe zwei Päckchen Kaffee gekauft, aber ich habe ihn unter den Armen verteilt.«

Das hat mich damals schon sehr beeindruckt. Diese Pfiffigkeit. Nur deshalb ist mir dieser Witz im Gedächtnis geblieben, obwohl ich mir sonst keine Witze merken kann. Außer die ganz flachen. Was liegt am Strand und spricht undeutlich? – Eine Nuschel. Wie heißt Hexe auf Arabisch? – Habibi Blocksberg. Was ist weiß und rollt den Berg rauf? – Eine Lawine mit Heimweh. So was.

»Es macht alles noch intensiver.« Ein Satz, den ich umgehend in meinen Sprachschatz integrieren werde. Denn bislang muss man leider sagen, dass taktvolles Antworten nicht zu meinen Kernkompetenzen zählt. Wenn ich gefragt werde, ob es schmeckt, kann es schon mal vorkommen, dass ich so was sage wie: »Danke, der Hunger treibt's rein.«

Auch wenn es beim Treffen mit meinen alten Schulfreundinnen wieder heißt: »Oh, der Kaffee ist viel zu stark, aber der Kuchen ist toll, der ist nicht so süß.« Warum bestellt man denn Kuchen, bitte, wenn man nichts Süßes will? Wenn ich nichts Süßes will, bestell ich mir ein Dinkelbrot. Oder Pommes. Und wenn dann die Bilder von den neuesten Kindern und Enkelkindern herumgezeigt werden und alle verzückt seufzen und ich sage: »Ach, der ist ja toll, der ist nicht so süß«, dann hat wieder niemand Humor. Wo war ich? Hochzeit.

Die Hochzeit von Regina und Sven ist ebenso zauberhaft wie berührend. Zum Einzug in den Trauungssaal wird das Lieblingslied der Braut »You Raise Me Up« gespielt. Und ja, natürlich gibt es den Moment, wo Tränen der Rührung fließen, überraschend ist nur, dass es sich um die der Standesbeamtin handelt.

Ja-Worte und viele, viele Küsse werden getauscht, viele, viele Bilder gemacht, viel, viel Sekt getrunken und zack – sitze ich auch schon wieder im Zug gen Heimat.

Ich lasse mich in den Sitz fallen, wechsele fix die Schuhe von schick zu bequem, seufze noch einmal zufrieden, dann krame ich mein Handy aus dem Rucksack und checke meine Nachrichten. Eine kommt von Ela. »Hey, wie geht's dir? Ziehst du durch?«, fragt sie und schickt ein Emoji hinterher: das mit der erhobenen Augenbraue und dem Monokel. Verdammt. Ela und ich hatten an einem katerschweren Sonntagmorgen jüngst einen alkoholfreien Monat beschlossen. Jetzt fällt's mir wieder ein.

Ich winde mich ein bisschen, dann tippe ich meine Antwort. »Es macht alles noch intensiver«, schreibe ich. Keine 24 Stunden von zu Hause weg und wieder so viel gelernt. Darauf ein Bier aus dem Bordbistro.

Oh, Anna

Samstagnachmittag, ein Ausflug in die Haushaltswarenabteilung von Karstadt. Eine neue Bratpfanne muss her, die alte ist heute früh endgültig auseinandergefallen. Sie hat in unserer Küche über die Jahre allerdings auch so einiges durchgemacht, besonders in der Corona-Zeit, Himmel, was haben wir uns den Frust weggekocht und -gebrutzelt.

Aufgrund meiner Leidenschaft für befremdliche Produktnamen komme ich in Geschäften wie diesem oft nur in Zeitlupe voran. Eine seltsame Liebe zu den inzwischen so aus der Zeit gefallenen Warenhäusern wohnt mir inne, diesen musikalisch angenehm unterversorgten Orten, wo die Neonröhren surren, wo der rote Angebotspreis auf dem Etikett noch handgeschrieben und »Frau Schmidt auf 17« ist. Hach.

Der Weg zu den Regalen mit den Schneidebrettern ist mit diversen Angeboten garniert, ich passiere die Edelstahltopfsets *Joy* und *Skyline* und komme vor einer Pfanne aus der Serie *Elégance* zu stehen.

Ungefragt liefert mein Kopf Bild und Ton: »We had joy, we had fun«, okay so weit – aber mit einem Edelstahltopfset? Wie viel *Skyline* brauche ich in Berlin-Lichterfelde, wie viel *Elégance* brauchen Bratkartoffeln?

Es folgt die Produktreihe Moment. Nach Magnolien aus Stahl jetzt: Momente aus Edelstahl, geht es mir durch den

Kopf, und mir fällt ein, dass es neulich in der Drogerie eine Sonderedition Toilettenpapier gab namens *Queen of the Moment*. Wer denkt sich so etwas aus?

Queen of the Moment, ich meine ... – lasst das kurz wirken, welche Bilder entstehen da bei euch?

Ich für meinen Teil stehe da gedanklich sofort auf der Titanic. Leonardo DiCaprio ruft: »I'm the king of the world!«, und ich rufe zurück: »I'm the queen of the moment!«, und dann cruisen wir zusammen auf unserm Flachspüler in den Sonnenuntergang.

Ich kann solche Dinge dann nicht kaufen, ein bisschen Restwürde nenne ich durchaus noch mein Eigen. Genau wie bei diesem Retro-Küchenpapier neulich, das habe ich auch *wegen* seines Namens nicht gekauft: *Dick & Durstig*, das war mir irgendwie auch zu ... persönlich. Aber ich schweife ab.

Wie ich jedenfalls so stehe und über die Eleganz von Bratkartoffeln nachdenke, ertönt über die Lautsprecher des Warenhauses eine Frauenstimme:

»Achtung, eine Durchsage: Gesucht wird die 17-jährige Anna Mareschke, ich wiederhole, die 17-jährige An-na Maresch-ke möchte sich bitte bei der Kasse im Erdgeschoss einfinden. Der Papi wartet da auf dich!«

O Gott. Das arme Ding!

Ich war auch mal 17, »Der Papi wartet da auf dich« geht gar nicht, wenn man 17 ist. Ausgerufen werden geht erst recht nicht, wenn man 17 ist. Was ist da nur los? Kurz überlege ich, mir den Papi im Erdgeschoss mal aus der Nähe zu besehen, konzentriere mich aber lieber wieder auf meine Bratpfanne. Eine freundliche Verkäuferin mit hohem Polyesteranteil berät mich zu dem Produkt meiner Wahl.

»Ich finde auch schön, dass sie spülmaschinenfest ist«, höre ich mich sagen, deute beiläufig auf die Produktbeschreibung und werde daraufhin mit Blicken gestraft, die diffuse Erinnerungen an meinen Konfirmationsunterricht wach werden lassen. Welche Todsünde habe ich jetzt wieder begangen?

»Wer seine Pfanne liebt«, höre ich die Verkäuferin sagen, während sie den Griff mit beiden Händen umfasst und den Edelstahl ein wenig näher an die triumphale Brust presst: »Wer seine Pfanne liebt, tut sie nie–mals in den Geschirrspüler!!«

Einen Moment lang schweigen wir. Die Verkäuferin legt mir die Pfanne in die Hände wie ein Katzenbaby zur Adoption. Während ich das gute Stück betrachte und mich frage, wie stark meine Gefühle für sie sind.

»Wir kennen uns noch nicht so lange«, setze ich an: »Unsere Liebe muss erst noch wachsen.« Doch ich sehe es: Die Verkäuferin glaubt mir kein Wort.

Mit *Elégance* verlasse ich den Laden.

An der Ampel betätige ich den Druckknopf und betrachte beim Warten den vertrauten Schriftzug »BITTE DRÜCKEN« auf dem orangen Plastik.

Mir fällt plötzlich ein, wie meine Mutter mich früher bei solchen Schildern manchmal kurz in den Arm nahm und einen Moment drückte, bevor wir weitergingen. Vor Ampeln, vor Türen, »Wieso, steht doch da!?«, sagte sie scheinheilig, wenn ich mich gebärdete wie die Katze im Bade. Ich schätze, da war ich etwa 17. Vermutlich, denke ich, war das eine der letzten Nischen, um ein wenig Körperkontakt zu ihrer sperrigen Teenagerin aufzunehmen. Heute bringt mich diese Erinnerung zum Lächeln.

Zu Hause angekommen, erzähle ich meinen Söhnen von der Durchsage im Warenhaus. Von Anna und dass der Papi auf sie wartet.

»O Gott«, sagt der eine blass. »Hätten sie wenigstens nicht ›Papi‹ gesagt!« »O Gott«, sagt der andere und schlägt sich ungläubig vor die Stirn: »Hätten sie wenigstens nicht ihren kompletten Namen genannt!«

Danach versichern sich beide kurz, dass ich ihnen so etwas nie antun würde, und bedanken sich mit einem anerkennenden Schulterklopfen, bevor sie wieder hinter ihre diversen Bildschirme verschwinden. Ein Schulterklopfen, gut und schön, aber das mit dem DRÜCKEN werde ich bei Gelegenheit vielleicht auch mal ausprobieren. Sollten sie Reißaus nehmen, kann ich sie ja ausrufen lassen.

Frauen unterwegs oder: Dirty Talk

Ich vergesse es immer wieder: Mit Frauen zu verreisen ist anders.

Ich wohne zusammen mit Mann und zwei Söhnen, die Kommunikationseinheiten, die wir über den Tag verteilt austauschen, bewegen sich oft im einstelligen Bereich, zweistellig nur ab und an, und auch nur, wenn man Grunzgeräusche mitzählt. Unvergessen der Moment, wo ich beim gemeinsamen Abendessen dereinst optimistisch ein Gespräch mit den Worten begann: »Na, wie war euer Tag?«, und der Jüngste, damals gerade so Kita-Kind, sich zu seinem Vater beugte und ängstlich flüsterte: »O Gott, jetzt will sie wieder reden.«

Auch heute noch, wo sie viel älter sind, finden sie manches an mir befremdlich, zum Beispiel wenn ich Brötchen halbiere oder ein Stück Kuchen. Ich mag Hälften. Gar nicht, weil ich nicht viel esse: Ich esse einfach viel lieber drei Hälften als ein Ganzes.

»O Gott, sie tut es schon wieder«, jaulen sie dann und halten sich in übertriebener Dramatik die Augen zu, wenn ich das Messer ansetze und die Schrippe zerteile, von oben nach unten, glatt hindurch.

Jedenfalls, ich habe mich da über die Jahre ganz schön angepasst, auch das vergesse ich immer wieder. Es fällt mir wieder ein, als ich an diesem kühlen Maimorgen zu drei meiner sieben Schreibfreundinnen ins Auto steige.

Die Schreibfrauengruppe hat sich vor etwa 15 Jahren gefunden. Eigentlich hatten wir uns nur zu einem Seminar mit fünf Terminen zum Thema »Biografisches Schreiben« angemeldet – uns dann aber so gut kennen- und schätzen gelernt, dass wir uns seither regelmäßig wiedertreffen, zum Schreiben, Lesen, Lauschen und Sein.

Wir sind eine recht bunte und einigermaßen erstaunliche Gruppe von acht Frauen im Alter zwischen fünfzig und achtzig, die im wirklichen Leben vermutlich nie zusammengefunden hätten. Es ist herrlich!

Wir fahren nach Niesgrau in Schleswig-Holstein, dort waren wir schon öfter, denn eine von uns besitzt dort ein altes reetgedecktes Bauernhaus, in dem wir wohnen und uns selbst versorgen können. Eine Woche Niesgrau im Mai!

Nachdem unsere Aufenthalte dort bisher immer im Oktober und November lagen, dachten wir uns: Fahren wir doch mal im Mai. Im Frühling, wenn die Sonne schon wärmt, der Raps blüht und wir im Garten sitzen können.

Angesichts der seltsamen Wetterlage ist es in diesem Jahr so, dass wir exakt die gleiche Garderobe mit uns führen wie im Herbst: dicke Fleece- und Daunenjacken, Wollsocken, Schals, auch Wärmflaschen. Es nieselt in Niesgrau, die Höchsttemperatur liegt bei zwölf Grad, nachts sind es drei. Graugänse nörgeln auf dem Feld nebenan, dunkle Sturmwolken ziehen über eine Landschaft, die über Ortschaften mit sehr wunderbaren Namen verfügt: Wackerballig. Langballigau. Esgrusschauby. Allein die Namen machen uns Wortverliebten schon gute Laune. Und: Der Raps blüht. Und wie er blüht! Er blüht quasi gegen den grauen Himmel an, es ist ein bisschen so, als würde hier die Sonne von unten scheinen.

Als wir angekommen sind, rufe ich kurz den Mann an, um zu sagen, dass ich gut angekommen bin. »Wir sind vor zehn Minuten rein«, sage ich. »Die Betten sind bezogen und die Koffer haben wir auch schon leer und alles in die Schränke geräumt.«

»Ihr habt *was?*«

Wir kennen uns schon sehr lange, ich weiß, dass bei seiner Verblüffung keine Ironie im Spiel ist. Tatsächlich glaube ich, dass ihm das Konzept, einen Koffer während eines Urlaubs auszuräumen und nicht direkt aus ihm zu leben, bis heute fremd ist.

Als ich auflege, ist der Tisch gedeckt, Kaffee ist fertig, Gespräche plätschern über geblümte Teller hinweg, auf denen Kekse und Schokolade angerichtet sind. Ein Wiesenstrauß bunter Blumen schmückt den Tisch. Wir sind noch keine halbe Stunde hier. In der gleichen Zeit mit meinen Männern hätten wir nichts von alldem gemacht, außer das WLAN-Passwort gesucht. Es ist, als wäre ich hier plötzlich Teil eines emsigen Schwarmes. Sogar als wir zu acht in der Küche hantieren, fließen wir umeinander herum, ohne uns auf die Füße zu treten. Vergleichsgruppe Steglitz: Wir treten uns schon ab zwei Personen auf die Füße. Manchmal sogar mit Absicht. Manchmal sogar, wenn wir alleine sind. Weil wir's können!

Vergleichsgruppe Steglitz könnte eigentlich auch ein schöner Bandname sein. Betroffenheitspop aus dem Hause Riedel. Neulich erst habe ich mich versprochen und von *Ton, Scheine, Sterben* geredet. Entbehrt auch nicht einer gewissen Poesie, oder? Aber das nur am Rande.

Der Einkauf wird besprochen, Zettel geschrieben, die Wege aufgeteilt. Ich kann mich nur bedingt beteiligen, zum einen, weil ich meine Brille vergessen habe, zum anderen, weil ich von all dem Geplauder auf der Herfahrt noch so ein Rauschen auf dem Ohr habe. Ich bin so viele Worte einfach nicht mehr gewohnt.

Um es kurz zu machen: Wir haben eine großartige Zeit. Wir schreiben und lesen, lachen mehr, als wir weinen, wir spielen einander Musik vor, die uns wichtig ist, gehen am Meer spazieren, bis unsere Handys uns in Dänemark wähnen. Wir verkosten Buchenblätter, ich lerne, wie Scharbockskraut aussieht, und mische es abends in den Salat. So viel Salat! Rehe und Feldhasen schauen begierig durch das große Fenster und der Sturmwind heult. Manchmal spielen wir ein Spiel, bei dem es darum geht, mit wenigen Worten Begriffe zu beschreiben. Einmal mehr fehlt mir meine Brille, ich soll das Wort »Fieber« umschreiben, habe aber »Freibier« gelesen, mein Hinweis lautet »Bayern«, das sorgt für etwas Verwirrung. Und lässt vermutlich tief blicken, es wird sehr viel alkoholfreier Sekt getrunken.

Beim Frühstück und beim Kuchen gibt es nicht nur Hälften, es gibt auch halbe Hälften. Das glauben mir meine Männer nie!

Die Woche vergeht wie im Flug, an unserm letzten Abend gehen wir essen. Das Restaurant in Wackerballig heißt *Wackerpulco*.

Wir hinterlassen das Haus blitzeblank und treten die Rückreise an.

Meine Familie empfängt mich mit warmen Worten und erkundigt sich, wie meine Woche war. Also, genau genommen murmeln sie so was wie »Na?«, aber damit kann ich arbeiten.

Ich erzähle ein bisschen von der guten Zeit. »Nur auf das Putzen am Ende hätte ich verzichten können«, gebe ich zu. Ich erzähle, wie unbefriedigend es ist, ein Haus zu putzen, das vollkommen sauber ist, weil man einfach *null* Unterschied sieht.

Der Jüngste strahlt mich an. »Aber jetzt bist du ja wieder zu Hause!«, sagt er und deutet mit einer unbestimmten Geste grob Richtung Badezimmer.

Ich antworte mit einem Grunzlaut.

Home, sweet home.

Über Komplimente

Samstagabend. Mein guter Freund Karsten feiert seinen fünfzigsten Geburtstag nach, er lässt es krachen und hat in ein Restaurant am Schlachtensee geladen. Hier stehen wir nun auf der luftigen Terrasse und erheben unsere Gläser auf ihn.

Der Chor – also *der* Chor: *Berlin Vokal,* mein alter Herzenschor, in dem ich selber zehn Jahre lang gesungen habe – singt zum Einstieg das Geburtstagslied von den *Wise Guys,* anschließend gibt es ein sehr feines Essen mit allerlei Sous-vide, übersichtlichen Portionen und einem exquisiten Weißwein namens Brunhilde. Wir sitzen sehr gerade und tupfen gesittet unsere Mundwinkel – stumm geeint in dem Wissen, dass wir alle nur darauf warten, die Leinenservietten von uns zu werfen und endlich, endlich auf die Tanzfläche zu dürfen. Und dass die übersichtlichen Portionen nicht schlimm sind, weil Karsten nicht nur Stil, sondern auch Klasse und für Mitternacht Currywurst und Pommes geordert hat.

Ich lerne Nick, den neuen Bass des Chores kennen, dessen große Leidenschaft es ist, mit herumliegenden Handys anderer Leute heimlich Selfies zu machen, und plaudere ein bisschen mit Moni, George und den tenösen Schwestern. Wie immer kommen wir auf alte Chorgeschichten zu sprechen.

Damals hieß der Chor noch nicht *Berlin Vokal,* sondern *Village Voices.*

Um ehrlich zu sein, hieß er, bevor er *Village Voices* hieß,

Hallelujah Children, aber darüber reden wir nicht so gerne. Obwohl wir sogar einmal zur bundesdeutschen Chormeisterschaft nach Fulda gefahren sind.

Ich erinnere mich noch genau: Wir waren alle sehr aufgeregt, probten wie verrückt und perfektionierten unser Bühnenoutfit, ich trug das erste und einzige maßgeschneiderte Kleid meines Lebens. Der Wettbewerbstitel, den es einzustudieren galt, war »Africa« von *Toto* gewesen. A cappella, versteht sich, noch heute könnte man mich aus dem Tiefschlaf reißen und wenn ihr *»babopbopbadopbopbah«* sagt, würde ich sofort mit *»didididididididididididididididi«* antworten, und ich weiß, dass es den anderen im Chor auch so geht. Wenn wir irgendwann dement im Altersheim sitzen, macht »Africa« an, »Africa« wird noch da sein, wenn alles andere unseren Geist verlassen hat. As sure as Kilimanjaro rises like Olympus above the Serengeti.

Jedenfalls gab es in Fulda diesen Moment: Als wir nach unserem Auftritt erwartungsvoll vor die Jury traten, um unsere Beurteilung entgegenzunehmen.

Ich erinnere mich an das ratlose Schweigen der Juroren. Dann sagte einer: »Die Kleider waren sehr schön!«

Mehr sagte er nicht.

Das sitzt bis heute tief. Ich glaube, wir haben dann Platz elf belegt.

Von zwölf. Und zwölfte sind wir nur deshalb nicht geworden, weil ein Chor wegen irgendwas disqualifiziert worden war, na ja.

Den Satz jedenfalls zitieren wir bis heute. Immer wenn man in Chorkreisen gefragt wird, wie etwas war – der Urlaub, Weihnachten, das Wochenende mit den Eltern – und man eine höfliche Umschreibung für »furchtbar« sucht, heißt es: »Danke, die Kleider waren sehr schön.« Und dann wissen alle Bescheid.

Es gibt in unserer Familie noch einen ähnlichen Satz, fällt mir ein, den wir bis heute als geflügeltes Wort benutzen und der auf eine Familienfeier zurückgeht. Unsere Söhne waren damals noch sehr klein, als meine Cousine ihre Hochzeit in einem Fünfsternehotel auf Usedom feierte. Fünfsternehotels mit kleinen Kindern sind, sagen wir, schwierig. Und so hatten wir die Jungs eingeschworen, ihr Missfallen über halb rohes Lammkarree und Ziegenkäseeis zum Nachtisch nicht laut zu äußern, und ihnen in Aussicht gestellt, mit ihnen nach dem Essen zum McDrive zu fahren.

Sie litten leise und hielten sich wacker, eine Schrecksekunde gab es dann, als der Kellner die Kinder direkt ansprach: »Hat es euch denn auch geschmeckt?«

Alle Blicke ruhten auf ihnen, dann antwortete der Sechsjährige souverän und mit fester Stimme: »Vielen Dank, das Brot war vorzüglich.«

»Vorzüglich«, ernsthaft. Wir hatten nicht mal gewusst, dass er das Wort überhaupt kennt. Auch der Satz ist bis heute geblieben. Wenn ich zur Abwechslung mal was Besonderes gekocht habe und beim Aufheben der Tafel nach Komplimenten fische, kommt es vor, dass sie überschwänglich sagen: »Danke, das Brot war vorzüglich!«, dann weiß ich Bescheid. Besonders, wenn es gar kein Brot gab.

Wenn man im Alltag mal darauf achtet: Es gibt sie öfter, diese Komplimente, die keine sind.

Meine Tanten pflegten früher gerne zu sagen: »Du siehst

aber wohl aus, Kind!« Manchmal kniffen sie mir dabei in die Wange und gemeint war damit nie was anderes als: »Du hast aber ganz schön zugenommen.«

Nicht immer merkt man es gleich. Eine Freundin sagte neulich: »Ich bin vorhin an einem Orthopädiefachgeschäft vorbeigelaufen, da musste ich an dich denken.« Ich weiß gar nicht mehr, wie der Satz weiterging, aber der Teil ist hängen geblieben.

So sitzen wir also auf der nächtlichen Terrasse, die Sterne funkeln über dem See und wir plaudern traut über dieses und jenes, gestern und heute. Jeder und jede Einzelne von uns hat inzwischen Selfies von Nick auf dem Handy, stellen wir fest. Der Weißwein heißt immer noch Brunhilde und ist verdammt lecker, wir wollen ihm ein Lied widmen und finden heraus, dass man das gut auf den Song »Oh Mandy« singen kann. »Brunhilde!«

Von drinnen aus Richtung Tanzfläche dringen die vertrauten Töne eines *SEEED*-Songs an mein Ohr, als auch schon Carolin von ferne begeistert ruft: »Schüttel deinen Speck, Susanne! Sie spielen unser Lied!«

Noch so ein Satz, denke ich grinsend, und was für ein schöner.

Junge, Junge

Ich bin so müde, so unglaublich müde, manchmal glaube ich, ich werde nie wieder wach sein. Und so wenig geschlafen habe ich gar nicht. Möglicherweise liegt es an meiner Art, durch die Welt zu laufen und die Dinge wahrzunehmen.

Hm, wie kann ich das erklären?

Zusätzlich zu den Dingen, die ich tatsächlich wahrnehme, laufen in meinem Kopf immer noch mehrere Parallelebenen ab. Gerade eben beim Bäcker zum Beispiel ist es schon wieder passiert: Die Namen der Brötchen haben mich aus der Fassung gebracht.

Dann höre ich mir zu, wie ich Sätze sage wie: »Ich hätte gerne zwei Junggesellen bitte«, und dann verwirre ich mich selber mit den Bildern und Szenarien, die sofort ungefragt vor meinem inneren Auge ablaufen.

Kopfkino Nr. 1:

»Ich hätte gerne zwei Junggesellen bitte!«

Die Zange des Bäckereifachverkäufers senkt sich auf einen Berg zappelnder kleiner Männchen, zwei von ihnen werden in die Brötchentüte geworfen werden, vielleicht noch etwas verkatert vom Vorabend, Junggesellenabschied, ja, sie wollten es krachen lassen, aber dieses Ende hatten sie nicht erwartet. *Hangover* ist ein Scheiß dagegen, denken sie, während sie die Chiasamen aus den Haaren schütteln und sich auf ein Rosinenbrötchen retten. »Junge«, sagt der eine. Und in der Tat, so heißt die Bäckerei.

Kopfkino Nr. 2:

»Ich hätte gerne zwei Junggesellen bitte!«

»Warten Sie, da muss ich hinten nachsehen«, sagt der Bäckereifachverkäufer freundlich und verschwindet Richtung Backstube. Er kommt in Begleitung zweier junger Männer zurück, die ihre Schürzen und ihre Bäckermützen abnehmen, während sie auf mich zukommen. »Genau zwei haben wir noch«, sagt der Verkäufer erfreut.

»Danke«, sag ich und betrachte sie mir. »Ich mag sie eigentlich lieber, wenn sie etwas dunkler sind«, sage ich. »Aber sei's drum.«

Ich zahle. Wir gehen.

Leider muss ich sagen, dass sich nur ein Szenario wirklich ereignet hat, und zwar:

Nr. 3:

»Ich hätte gerne zwei Junggesellen bitte!«

»Die sind leider aus«, sagt der Bäckereifachverkäufer bedauernd und deutet auf die reich gefüllte Auslage mit allerlei anderen Sorten. »Darf's was anderes sein?«

Ich lasse meinen Blick schweifen, schwierig, vom Wikinger über den Proteinkracher bis zum Kürbis-Softie ist wirklich alles dabei. Dann habe ich mich entschieden. Ich zeige auf die besonders kernigen Brötchen links außen.

»Dann nehme ich zwei Ladykracher, bitte«, höre ich mich sagen. Der Verkäufer mustert mich kurz fragend, dann folgt er meinem Fingerzeig.

»Zwei Roggenkrosser, sehr gerne«, sagt er.

Das ist mir jetzt schon ein bisschen peinlich. Gott sei Dank hat kein anderer Kunde mitgehört.

Würde ich eine Bäckerei aufmachen, denke ich beim Rausgehen, wie würden meine Brötchen heißen?

Ladykracher ist doch eigentlich gar nicht übel, tröste ich mich. Eine Berlin-Edition könnte es geben: die Gerstengöre. Die Dinkelbitch. Oder zu Ehren meines Lieblingskneipenwirts: den Weizen-Heinzi.

Denkbar wäre auch eine Musikedition: Keim after Keim. Und die Bäckerei nenne ich: We Will Back You.

Und weil die Welt noch nicht genug Wortspiele hat, mache ich nebenan einen Bioladen auf und nenne ihn Tofuwabohu und ein Waxing-Studio, das heißt Buschfunk, daneben einen Tätowierladen, den nenne ich Tattoo Tata und …

Manchmal ist es ganz schön anstrengend, ich zu sein. Kein Wunder, dass ich immer so müde bin.

Dusel

Ein sonniger Freitagmorgen, 8:30 Uhr, ich bin auf dem Weg zu meinem jährlichen Zahnarzttermin.

»Pass gut auf dich auf«, hatten mir die Kids mit auf den Weg gegeben, »Freitag, der 13., schuhu …« Aber dass der wirklich Unglück bringt, haben wir im Grunde alle noch nie geglaubt.

Geduscht, gebürstet und für meine Verhältnisse relativ guter Dinge erreiche ich die Praxis. Eine knappe Viertelstunde zu früh sogar, was mir zu dieser Tageszeit ausgesprochen selten passiert. Ich bin ein bisschen stolz auf mich.

»Guten Mo-horgen«, flöte ich über den Empfangstresen und schiebe der mürrischen Sprechstundenhilfe ein Lächeln und meine Chipkarte unter dem Plexiglas hindurch. »Riedel, der Termin um 8:50 Uhr.«

»Frau Rie-hiedel«, trällert sie zurück, dann jedoch schwenkt sie unvermittelt zu einem Tonfall, der ein wenig an Cindy aus Marzahn erinnert: »Ihr Termin war jestern.«

O nein! Verdammt. Kann das sein?

Übergangslos und ungerührt zuckt Cindy die Schultern und blättert dann den enormen Kalender auf die nächsten freien Termine vor. Im Oktober. Ich würde gerne etwas sagen, habe aber meine Sprache noch nicht wiedergefunden, und zu allem Überfluss bestätigt ein Blick in meinen eigenen Kalender leider, dass sie völlig recht hat und ich mich tatsächlich im Tag vertan habe. In mein ungläubiges Hadern hinein klingelt das

Telefon, Cindy bedeutet mir, kurz zu warten, und nimmt ab. Nach einem kurzen Gespräch, in dem sie genau drei Wörter sagt – »Tach«, »Oh« und »Allet Jute« –, wendet sie sich wieder mir zu: »Dit war der Patient mit dem Termin um ...«, sie blickt auf die Uhr, »jetze. Absage. Also ...«, sie atmet tief durch und es fällt ihr sichtlich schwer, den nächsten Satz auszusprechen: »Sie können dann gleich durchgehen, Frau Riedel.«

Unter leichtem Kopfschütteln deutet sie Richtung Behandlungszimmer. »Mann, Mann, Mann«, brummt sie noch, »so viel Dusel möcht ick och ma ham!«

Eine Viertelstunde später bin ich wieder draußen und freue mich. Alles okay, hat der Zahnarzt gesagt.

Es gab schon viele Zahnärzte in meinem Leben, aber er ist mein absoluter Lieblingszahnarzt, denn er findet eigentlich immer, dass alles okay ist. Wie lange das wohl gut geht, frage ich mich ein andermal.

Beschwingt mache ich mich auf den Heimweg. Der Nieselregen ist vorbei, es klart auf und ein verblüffend blauer Himmel spannt sein Zelt über die Stadt.

Wenn es doch in meinem Kopf auch mal so aufklaren würde, denke ich. Darin ist es im Moment nämlich ganz schön diesig – so was wie gerade eben mit dem verbaselten Termin ist in letzter Zeit öfter vorgekommen. Was ist da nur los? Ich weiß, Schusseligkeit ist ein typisches Phänomen um die fünfzig – aber ich habe ja nicht mein ganzes Leben konsequent an meinem Alter vorbeigelebt, um jetzt damit anzufangen, alterstypischen Klischees zu entsprechen. Mein Selbstbild ist in Aufruhr.

Ich schlendere die Schönhauser Allee hinunter, dann weiter Richtung *Volksbühne*. Die Wahlplakate leuchten in der Morgensonne um die Wette, schon aus der Ferne sehe ich Herrn Lederer in Überlebensgröße gestikulieren. Die CDU hingegen zeigt gerade in der ganzen Stadt Männer mit verschränkten Armen und fordert Berlin auf, es möge »ein Zeichen setzen«. Die haben ja keine Ahnung, an wie vielen Stellen in ihrem Wahlprogramm ich gerne Zeichen setzen würde. Anführungszeichen. Und Fragezeichen.

Ich setze meinen Weg zum S-Bahnhof fort und schaue mich weiter um. Ganz besonders gefällt mir im Schilderreigen das schlichte Plakat der Partei DIE PARTEI: »Für Berlin reicht's«. Eine Querstraße weiter fällt mir ein völlig neues Schild ins Auge. Es hat viel Text und wirbt mit dem Slogan »Unbegrenzt langes Leben für alle«. Auch bei näherer Betrachtung finde ich partout keinen Hinweis auf Satire. Die Partei für Gesundheitsforschung meint das völlig ernst, hat sich nach eigenen Angaben tatsächlich der Verjüngungsforschung verschrieben und möchte den Alterungsprozess als solchen abschaffen, weil – und diese Begründung finde ich einfach großartig – das Alter die meisten Todesfälle weltweit verursacht.

Ich habe so viele Fragen.

Auch denke ich: Der arme Planet! Das ist sicher nicht das, was er braucht: Menschen, die ewig leben.

Und mal ganz abgesehen von dem Planeten: Ewiges Leben, wer will denn das?! Ich sag mal so, ich hatte letzte Woche einen Traum, in dem für den nächsten Tag der Weltuntergang verkündet wurde, und mein einziger Gedanke war: Na Gott sei Dank, dann muss ich die Steuererklärung fürs Vorjahr nicht mehr machen. Das war vielleicht eine Enttäuschung, als ich aufwachte. Ich versuche, den ganzen Unsinn in das dämliche Plakat zurückzuatmen, aus dem er gekommen ist, aber mit ein bisschen Glück habe ich es an der nächsten Straßenecke eh schon wieder alles vergessen. Zu irgendwas muss diese verdammte Vergesslichkeit doch auch gut sein. Lalala.

Ich bummele weiter, die Kuppel des Fernsehturms reflektiert munter die Sonnenstrahlen, es ist noch früh und ich habe noch ein bisschen Zeit, bevor ich wieder an den Schreibtisch muss.

Ach und guck, der Jeans-Shop an der Ecke hat Sonderangebote draußen hängen, zu meiner Überraschung finde ich auf Anhieb eine Hose in meiner Länge. Die Hose kommt aus der Reihe »Mom-Jeans«, das Modell heißt »Daddy Bag«. Jetzt isses also offiziell, jetzt heißen nicht mal mehr die Jeans »Boyfriend«, sondern »Daddy Bag«. Als Nächstes kommen dann vermutlich die Modelle »Couchpotato« und »Tena Lady Fit«.

All diesem Produktnamengedöns stehe ich oft ähnlich ratlos gegenüber wie den Wahlprogrammen der Parteien. Aber mit muss die Jeans trotzdem.

Als ich beim Bezahlen vergeblich versuche, meine BVG-Karte einzulesen, entdecke ich den Irrtum relativ rasch und tausche sie nach nur drei Fehlversuchen ganz unauffällig gegen die EC-Karte. Das Gerät piept zufrieden. »Komisch«, sage ich. »Jetzt geht's plötzlich«, und verlasse sehr aufrecht das Geschäft. Das Thema ist nicht das Altern, Freunde. Das Thema ist das Altern in Würde.

Als ich wenig später in der S-Bahn sitze, klingelt mein Handy, ich hab vergessen, es leise zu stellen. Mara ist dran und sagt unser Treffen für heute Nachmittag ab.

»Ach schade«, sage ich.

Welches Treffen?, denke ich, während der Kontrolleur sich mit mildem Blick für das bereitwillige Vorzeigen meiner Krankenversicherungskarte bedankt. Und so fügen sich die Dinge heute doch irgendwie auf seltsame Weise. Freitag, der 13., zeigt sich von seiner fürsorglichen Seite. Wenn ich es nicht vergesse, schreibe ich vielleicht eine Geschichte darüber.

Auf die Knie

Endlich Urlaub. Das Meer rauscht, eine salzige Brise umweht meine stadtmüde Nase, die Sonne brennt.

Hm ... Die Sonne ... brennnt ..., denke ich noch mal in Zeitlupe und betrachte nachdenklich meine blassen Knie.

Hatte ich mich vorhin eingecremt? Oder hatte ich es nur vorgehabt?

Vielleicht liegt es an der Hitze, aber mit meinem Gedächtnis ist es in letzter Zeit nicht weit her. Wie Dori dümpele ich orientierungslos durch den lieben langen Tag. Die Sonne brennt und ich weiß jetzt schon nicht mal mehr, ob ich mich vorhin eingecremt habe, so sieht's aus. Das ist mir jetzt sogar vor mir selber ein bisschen peinlich, aber was soll ich machen? Es geht um meine Knie immerhin; sollte ich die nicht eingecremt haben, wird das ein böses Ende nehmen, denn die haben die Sonne seit vielen Monden nicht gesehen.

Mit meinen Knien ist das so eine Sache: In den ersten Jahrzehnten meines Lebens sind sie mir gar nicht groß aufgefallen. Sie waren halt da. Stürzte man beim Rollschuhlaufen oder beim Rennen über den Schotter, wurde man schmerzhaft daran erinnert.

Der Schorf wurde weniger, die Beine länger, in den Sommermonaten lief ich am liebsten in kurzen Röcken und Kleidern durch die Stadt. Also eine Zeit lang. Denn dann ist irgendwas … *vorgefallen* mit meinen Knien. Wie soll ich es sagen …?

Älterwerden ist ja manchmal ein sehr leiser Vorgang, ich hab einfach ein paar Jahre nicht so richtig drauf geachtet und schwupp, als ich das nächste Mal richtig hinguckte, sah ich um die Knie rum plötzlich aus wie Meister Yoda im Gesicht. Runzelig und fahl schauten sie mir aus dem Spiegel entgegen. »Älter wir werden«, schienen sie zu raunen. »Hosen tragen du sollst.« Und um das zu bekräftigen, ließen sie einmal sogar ein graues Haar mitten auf der linken Kniescheibe sprießen. Ein Haar. Auf der Kniescheibe!

Man macht ja nun wirklich so manche körperliche Kränkung mit im Laufe seines Lebens, aber ein Haar auf der Kniescheibe?

Mir fiel ein, wie meine Freundinnen und ich früher in Klatschzeitschriften geblättert und kopfschüttelnd davon gelesen haben, welchen Schönheitsoperationen sich die Stars zuweilen unterziehen und was sie sich nicht alles straffen und liften lassen. Ich weiß noch genau, dass auch Demi Moores Kniescheiben im Gespräch waren, das fand ich damals besonders absurd. Ich hatte ja keine Ahnung.

Inzwischen trage ich jedenfalls keine kurzen Röcke mehr. Zumindest nicht in Berlin, wo mich Leute kennen. Im Urlaub bin ich um einiges entspannter. Da ist mir alles ein bisschen egaler, ein herrliches Grundgefühl!

Gut, hier kennt mich zwar auch jemand, in dem Fall der Mann, mit dem ich hierhergereist bin, aber der ist da Gott sei Dank entspannt. Vermutlich, weil er *Star Wars* mag. Aber auch sonst sind ihm Schönheitsideale aller Art ziemlich schnuppe, versichert er mir seit Jahren, und allmählich bin ich tatsächlich geneigt, ihm zu glauben.

Wie oft schon hat er mir mit sonorer Stimme versichert, dass er auch mit mir ausgehen würde, wenn ich einen Kartoffelsack anhätte, und das stimmt vermutlich sogar. Um ehrlich zu sein, glaube ich, seit das iPhone erfunden wurde, allerdings auch, dass er es nicht mal *mitkriegen* würde, wenn ich einen Kartoffelsack trüge, aber möglicherweise bin ich da auch etwas kleinlich.

Urlaub. Wir haben Urlaub.

In Berlin reden alle ständig vom »perfekten Strandkörper«: das Radio, die Nachbarn, die Heidi-Klum-traumatisierten Nachbarstöchter. Hier am Meer ist das alles weit weg. Hier nehme ich einfach den Körper, den ich habe, und trage ihn an den Strand. Zack, fertig: Strandkörper.

In meinem Kopf singt Sedlmeir: »Scheiße, ich bin fünfzig, Baby«, und ich liege hier mit geschlossenen Augen und stelle mir vor, wie sich meine gesamte Körperoberfläche im Grunde perfekt in die Landschaft einfügt: Täler, Hügel, Wellen ... alles da! Ich bringe sogar meinen eigenen Meerbusen mit und habe eine kleine Krampfader, die aussieht wie die Ostküste von Korfu.

Der Mann reißt mich aus meinen Gedanken, er hat zu viel Creme genommen: »Willst du auch noch ein bisschen?«, fragt er und streckt mir die weißen Handflächen entgegen.

»Auf die Knie!«, rufe ich begeistert. Vielleicht etwas zu laut, denn eine Frau ein paar Strandlaken weiter dreht sich mit verstörtem Blick zu uns um, während der Mann sich gerade vor mich kniet und die Sonnencreme in seinen erhobenen

Handflächen verteilt. Ja, kann schon sein, dass es ein bisschen wie eine Gebetshaltung aussieht. Aber sei es drum, wir waren schon in schlimmere Missverständnisse verwickelt.

»Baden wir gehen«, höre ich den Mann plötzlich rufen, übermütig springt er auf und rennt Richtung Wasser. Und egal, mit wem von uns er gerade geredet hat, mit meinen Knien oder mir: Das scheint mir eine gute Idee zu sein.

KI or not KI

Audible empfiehlt mir heute neue Hörbücher. Sie interessieren mich nicht wirklich, aber ich finde die Auflistung der Titel famos:

»Das Kind in dir muss Heimat finden«
»Elternabend«
»Achtsam morden«

Ich finde diese Reihenfolge absolut schlüssig, mit einem Funken Fantasie steckt da doch schon eine fertige Geschichte drin.

Unweigerlich muss ich daran denken, was mein Cousin Rainer mir gestern über WhatsApp schrieb. Er hatte ChatGPT – von der wenig technikaffinen Mutter eines Freundes auch liebevoll »Schätzibitzi« genannt – eine Fantasy-Geschichte schreiben lassen, war total begeistert und wollte mich nun darüber informieren, dass Autorinnen und Autoren schon sehr bald nicht mehr gebraucht würden.

Er meinte es natürlich gut. Rainer meint es immer gut.

Doch mich hat das total mitgenommen. Und zwar nicht, weil ich demnach beruflich wenig rosige Aussichten habe – also, nicht nur –, sondern weil mich irgendwas an dieser Sicht auf die Dinge tief ins Mark trifft.

Ohne Zweifel, KI kann viel. KI hält Einzug in unser Leben und besetzt dabei immer mehr Etagen, als der freundliche neue Kollege, versteht sich. »Guten Tag, ich will nur helfen«, aber man hat diesen Ausdruck schon mal gesehen und ahnt, dass man sich lieber warm anziehen und wachsam bleiben sollte. Tatsächlich schreiben all diese Programme inzwischen ganze Artikel, nicht immer bemerkt man es, ich finde das ebenso gruselig wie beeindruckend.

Aber KI ist vor allem eines: gerade.

Und das, was ich so liebe an den Menschen und der Welt, ist das Schiefe. Das Abwegige. Man könnte sagen, in der digitalen Welt aus Einsen und Nullen bin ich die Sieben. Das mache ich mir derzeit immer mal wieder bewusst, und der Gedanke ist nicht nur tröstlich, wenn man zum Beispiel mal wieder beim Onlinebanking verzweifelt PIN, PUK, TAN, Superdoppelverifikationsbla vergessen hat oder das Handy sich nicht entsperren lässt, weil es einen im unausgeschlafenen Zustand nicht erkennt, sondern er birgt auch eine gewisse Daseinsberechtigung, an die zu erinnern uns wohl allen ab und an ganz guttut.

Humor ist dafür ein gutes Beispiel. ChatGPT wird den Tanz schwerlich nachvollziehen können, der zwischen meinem Gehirn und meinem Zwerchfell stattfindet, wenn ich die Reihenfolge der oben vorgeschlagenen Hörbuch-Titel lese oder die Bezeichnung »Schätzibitzi« höre. Da sind weit und breit keine geraden Linien, nur schiefe Bahnen, schiefe Bahnen aus Plüsch und Purzelbaum, und ich versuche, mein Augenmerk mehr und mehr darauf zu lenken.

Auch wenn ich nachts wieder unfassbaren Blödsinn geträumt habe, zum Beispiel, dann denke ich jetzt immer: Hurra! Unfassbarer Blödsinn!

Im Ursinn des Wortes, un-fassbar. Nicht zu fassen halt.

Gerade in den Nächten produziert mein Gehirn ganz erstaunliche Geschichten. Gestern zum Beispiel habe ich geträumt, dass lauter kleine buddhistische Kinder auf dem U-Bahnhof Rathaus Steglitz herumirren und sich dann den BSR-Leuten anschließen, die da gerade sauber machen. Wegen der Farbe. Wie um alles in der Welt komme ich auf so was?

Und nicht immer sind es nur die Träume, mitunter sind es auch die Grenzen zwischen Schlaf und Wachsein, die nicht ganz scharf sind. Neulich stupste der Mann mich morgens an und fragte, ob ich wach sei. Ich antwortete darauf etwas von einer H&M-Umkleidekabine, in der ich mich gerade befände, ich wolle lieber allein sein. Geht das schon als Albtraum durch?

Früher bin ich richtig schlafgewandelt. Habe die Handlung aus dem Traum genommen und bin damit aufgestanden und aktiv geworden. Habe Möbel verrückt, sehr schwere Möbel; habe Spinnenmonstern unter meinem Bett aufgelauert, und einmal – davon schwärmt der Mann heute noch –, einmal habe ich in der Nacht nach einer Party die komplette Küche aufgeräumt. Im Schlaf, mit Abwasch und allem, dann bin ich wieder schlafen gegangen. Am nächsten Morgen hatte ich nur noch eine vage Erinnerung und alles war blitzeblank. Das war toll. – Ist leider nie wieder vorgekommen.

Es gab allerdings auch schon kritische Situationen, einmal hätte ich dem Mann mitten in der Nacht fast eine reingehauen, weil ich geträumt habe, er sei fremdgegangen. Ich weiß noch, wie ich ihn eine ganze Weile im Dunkeln von der Seite ansah und dachte: Feigling, und jetzt tut er, als ob er schläft. Ist dann aber noch mal gut gegangen.

Jedenfalls, all diese wirren Gedanken und die Geschichten, das herrlich Absurde und Schrägschöne und das Lachen über mich selbst, im Wachen, im Schlaf oder auf diesen vermaledeiten Gratwanderungen dazwischen – all das gehört zu mir. Zu meinem Menschsein. Und ist jetzt und hier und immer Teil meines Daseins als Autorin.

Also ja, Schätzibitzi, ich nehme die Herausforderung an.

Ein Hoch auf Plüsch und Purzelbaum!

Ein Hoch auf die Unfassbarkeit!

Wollen wir doch mal sehen, wer am Ende die längere Leitung hat.

Am Rhein

Die Sonne kentert in den Häusermeeren,
schwer liegt die Sommerluft auf dem Asphalt.
Kein Luftzug geht und nur die Linden regnen,
das Leben klebt und auch das Bier ist Alt.

Nach der Lesung

Nach einer Lesung finden manchmal noch nette Gespräche statt. Bücher werden signiert und manche Worte gewechselt. Beides macht mir großen Spaß und auch das Zusammensitzen mit den Kolleginnen und Kollegen bei einem letzten Bier oder auch vier davon gehört unbedingt dazu. Auch dabei entstehen manchmal schöne Gespräche. Oder zumindest denkwürdige ...

Ein lauer Sommerabend im Prenzlauer Berg. Nina, eine junge Musikerin aus dem Wedding, ist bei der *Reformbühne* zu Gast. Gerade ist die Show vorbei, sie sieht mir zu, wie ich mein Zeug von der Bühne räume, dann sagt sie amüsiert: »Du feierst auch immer noch diesen Stil mit den Röcken über den Hosen, der eigentlich schon seit den Neunzigern ausgestorben ist.«

Du bist ausgestorben!, denke ich spontan, im Stil meiner Teenagersöhne, aber ich denke es leise. Laut sage ich nur: »Hm-hm.«

Wenig später sitzen wir zusammen am Tisch und führen eine sehr angeregte Unterhaltung mit Heiko Werning, unter anderem geht es um die Entwicklung der Frauenrechte in Ost und West und wie wir das als Kinder erlebt haben. Ich erzähle, dass ich mich sogar noch erinnern kann, wie meine Eltern damals zusammensaßen und mein Vater dem Arbeitsvertrag meiner Mutter noch zustimmen musste. Das war kurz vor meiner Einschulung.

»Das war in den Fünfzigern, oder?«, fragt Nina.

Du bist in den Fünfzigern, denke ich; laut sage ich: »Siebziger. In den Siebzigern.«

Und Heiko, Meister der profunden Turborecherche, kann glücklicherweise rasch aufklären, dass wir beide recht haben: Theoretisch ist die Zustimmungspflicht 1958 entfallen, allerdings galt in Westdeutschland bis 1977 die Regelung, dass eine Frau nur arbeiten gehen dürfe, wenn dies mit ihren »Pflichten in Ehe und Familie vereinbar« sei, weshalb letztlich doch noch sehr lange die Zustimmung der Ehemänner eingeholt wurde.

Als Nina sich auf den Weg macht, fällt mir wieder der spektakuläre Kontrast ihrer hellblonden Haare zu den tiefschwarzen Klamotten auf. »Als du das letzte Mal hier warst, hattest du gerade leuchtend rote Haare«, erinnere ich mich.

»Ja«, sagt Nina. »Ich färbe immer mal anders. Mein Naturton ist so 'ne Kackfarbe, so'n elendes Dunkelblondbraungrau«, erklärt sie, dann mustert sie mich. »Aber wem sag ich's.«

Ich bin an diesem Abend sehr nachdenklich nach Hause gegangen, hätte mir in den letzten Wochen dreimal fast die Haare gefärbt, aber nur fast, stattdessen hab ich mir einen neuen Rock für über die Hose gekauft. Man kann ja nicht den eigenen Kindern predigen, dass das Aussehen gegenüber der Ausstrahlung eines Menschen völlig überbewertet ist, und sich dann so schnell aus der Bahn werfen lassen.

Einladen würde ich Nina trotzdem jederzeit wieder. Denn im Grunde mag ich ja Menschen, die aussprechen, was sie denken, auch wenn man das jetzt nicht so raushört. Ich mag es halt lieber, wenn es dabei nicht um mich geht. In der Hinsicht darf ich noch ein bisschen üben. Also: Danke, Nina. Bis zur nächsten Runde. Komm doch.

In groben Zügen

»Meine Damen und Herren, an Gleis 5 steht für Sie bereit ...«

Es ist so weit, ich bin ein bisschen aufgeregt.

Über die neue Bahnstrecke wurde in den letzten Wochen viel berichtet, auch im Radio und in der *Abendschau* wurde es feierlich verkündet: Der neue *Snälltåget* bietet seit diesem Sommer eine Direktverbindung von Berlin nach Stockholm an.

Es gibt auch eine Nachtverbindung, bei der man in Liegesitzen bequem schlafen können soll, und wenn man aufwacht und das Frühstück serviert wird, fährt man bereits an leuchtenden Seen und roten Häusern vorbei. Für genau diese Nachtverbindung habe ich mich entschieden. 14 Stunden sind es von Berlin-Gesundbrunnen nach Alvesta in Småland.

19 Uhr, gleich geht es los. Als ich in den Waggon klettere, bin ich erst mal erstaunt. Die alte Gittertreppe führt hinauf in ein altmodisches Großraumabteil. Also, »groß«, na ja. Die Sitze sind mit rotem Polyester und hellbraunem Kunstleder bezogen, der Boden ist mit braunem Teppich ausgelegt, das Licht ist schummerig und flackert ein wenig. Na dann, denke ich, auf ins Abenteuer, und suche meine Platznummer.

91, oh, na gut.

Das ältere schwedische Ehepaar, dem ich eben beim Einsteigen mit seinen schweren Koffern geholfen habe, guckt mürrisch, als ich meine Reisetasche auf die Plexiglasablage hieve und direkt ihnen gegenüber im Viererabteil zu sitzen komme.

»Welchen Sitz haben Sie?«, fragt die Frau mit heruntergezogenen Mundwinkeln und vorgeschobenem Unterkiefer. Diesen Gesichtsausdruck kenne ich, den erkenne ich sogar durch die Maske. Ich hab ihn hundertmal gesehen – an meiner Schwiegermutter. Er deutet auf latente Übellaunigkeit und akuten Hunger hin, ich weiß Bescheid. Da heißt es jetzt: besonnen reagieren. Oder direkt was zu essen reintun. Am besten beides. Ertappe mich dabei, wie ich in Gedanken meinen Proviant durchgehe, und die Vorstellung, der fremden Frau auf die Frage »Welchen Sitz haben Sie?« wortlos eine Käsestulle in die Hand zu drücken, gefällt mir kurz, dann beschränke ich mich aber doch auf die sachliche Antwort: »91«, und deute achselzuckend auf die Sitznummer über mir.

»Aber das ist nicht richtig«, sagt nun die Frau, mit diesem schönen schwedischen Akzent, der immer so ein bisschen nach Midsommar und hellem Leben klingt, wäre da nicht dieses Gesicht.

»Das ist nicht richtig«, sagt sie also. »Ich kenne Sie gar nicht!«

Da hat sie mal 'nen Punkt, denke ich verblüfft.

»Ihn kenne ich«, sagt sie und zeigt auf ihren Mann, der darauf zusammenzuckt und sich sehr gerade aufsetzt. »Aber Sie kenne ich nicht«, wiederholt sie empört und zeigt in einer Art und Weise mit dem nackten Finger auf mich, die man aus Vampirfilmen kennt, direkt bevor die Kruzifixe gezückt werden.

Ich verstehe ja ihr Unbehagen. Wir haben Corona, nur die Hälfte des Zuges darf überhaupt belegt werden, und dann sitzt man sich hier so gegenüber. Aber ihre Art und Weise ist irritierend, außerdem kriege ich Hape Kerkeling in der Rolle von Königin Beatrix nicht aus dem Kopf: »Das ist die Falsche!«

»Wir können das bestimmt klären, wenn die Zugbegleiterin kommt«, sage ich. »Ich habe nämlich einen Liegesitz reserviert, da muss eh irgendwas schiefgelaufen sein.«

Die Frau schmollt immer noch ein wenig, nickt aber.

»Und wenn der Zug so leer bleibt«, sage ich fröhlich, »dann ist das ja alles eh kein Problem.« In genau diesem Moment steigen zwei Familien mit insgesamt fünf kleinen Kindern ein. Innerlich recke ich ein Kruzifix in die Höhe. Dann seufze ich ergeben und der Zug setzt sich in Bewegung.

Ganz schön warm ist es hier drin, die FFP2-Masken tun ein Übriges. Auch die anderen Fahrgäste fächeln sich bereits Luft mit ihren Fahrkarten und Kreuzworträtselheften zu. Die Zugbegleiterin taucht auf und informiert uns, dass die Klimaanlage defekt sei, man arbeite dran, im gleichen Atemzug weist sie uns auf die Maskenpflicht hin, dann fällt ihr auf, dass sie ihre eigene vergessen hat. Schwupp, ist sie wieder weg.

Gott sei Dank ist der Zug so alt, dass man die Fenster noch öffnen kann.

Wir passieren die Stadtgrenze.

Der kleine Jonas fragt, wie weit es noch ist.

Kurz vor acht werden die Fahrkarten kontrolliert. Ich frage die Zugbegleiterin wegen meiner Sitzreservierung. »Ich habe einen Liegesitz gebucht«, sage ich und zeige ihr meine Reservierungsbestätigung, die das belegt. Den Aufpreis von 50 Euro hatte ich mir für eine Fahrt von 14 Stunden gegönnt.

»Das ist richtig«, sagt sie. »Liegesitz bedeutet einfach nur, dass sie zwei nebeneinanderliegende Sitzplätze haben.« Ich bin not amused.

Ich deute auf die beiden etwa 40 Zentimeter breiten Kunstledersitze. »Darauf soll ich liegen?«, frage ich ungläubig. »Ich bin rund 1,80 Meter groß, was mache ich denn mit dem Meter, der dann noch übrig ist?«

Sie zuckt die Schultern.

»Haben Sie nicht eh damit geworben, dass in der Corona-Zeit nur jeder zweite Platz belegt wird? Warum habe ich denn dann den Zuschlag gezahlt?«, insistiere ich.

»Ja«, sagt sie. »Wir belegen nur jeden zweiten Platz. Aber Sie haben darauf sogar einen *Anspruch*!« Mit dieser verblüffenden Antwort lässt sie mich zurück.

»Die Toilette läuft übrigens über«, rufe ich ihr noch hinterher.

»Ich weiß«, ruft sie zurück, ohne sich umzudrehen. Dann ist sie wieder verschwunden.

Der kleine Jonas muss mal.

Nach einer weiteren Stunde kommt der Zug auf freier Strecke zum Stehen. Lange. Durchsagen gibt es keine, die Lautsprecher sind auch kaputt. Die Abendsonne brezelt durch die Scheiben, durch die geöffneten Fenster kommen ganze Schwärme von Mücken und Fliegen rein.

Der kleine Jonas ist noch gar nicht müde.

Nach einer weiteren Stunde steht der Zug immer noch auf freier Strecke und lässt diverse ICEs passieren. Jonas' Mutter singt ein Schlaflied, das schwedische Ehepaar ist sofort eingeschlafen, Jonas heult unentwegt. »Schluss jetzt, Jonas«, ruft seine Mutter irgendwann entnervt. »Willst du jetzt mit mir nach Schweden fahren oder nicht?!«

»Aber wir fahren doch gar nicht«, schluchzt Jonas und zeigt nach draußen, auf die unbewegte Landschaft. Damit spricht er uns allen aus der Seele. Es fehlt nicht viel und ich weine mit.

Nach viereinhalb Stunden erreichen wir Hamburg. Planmäßig, wie ich feststelle. Ich kann mich nicht erinnern, wann ich das letzte Mal viereinhalb Stunden nach Hamburg gebraucht habe. Warum heißt dieses Ding eigentlich »Snälltåget«?!

Einer Eingebung folgend frage ich den Google-Übersetzer. Guck an, »snäll« heißt gar nicht »schnell«. »Snälltåget« heißt »Der schöne Zug«.

Der kleine Jonas kichert heiser. Wobei, vielleicht war ich das.

Kurz nach Hamburg döse ich doch ein bisschen weg. Werde wach, als ich im Traum Hägar dem Schrecklichen begegne, der in einem Toilettenbecken vor Anker liegt, und kann nicht wieder einschlafen. Die nächtliche Landschaft zieht leise vorbei.

Der kleine Jonas schnarcht wie sieben besoffene Russen.

Erst gegen 2 Uhr nicke ich wieder ein, was sich nicht wirklich lohnt. Diesmal werde ich nicht von Hägar geweckt, sondern von einer Horde dänischer Grenzbeamter, die an die Metallgriffe der Sitze klopfen, um uns zu wecken und mit grellen Taschenlampen unsere müden Gesichter und Ausweise zu kontrollieren. Fühle mich an alte Transitzeiten erinnert. Dann geht es weiter durch die Nacht.

Ab jetzt dürfen wir beim Schlafen die Masken absetzen: Wir sind in Dänemark, es gelten die dänischen Vorschriften. Es ist stickig, ich merke erst jetzt, wie schlimm die Toilette riecht. In meinem Kopf manifestiert sich die Frage, ob der Teppichboden schon immer braun war. Setze die Maske freiwillig wieder auf.

Ich weiß nicht genau, ob ich ohnmächtig geworden oder nur eingeschlafen bin, jedenfalls werde ich diesmal von den schwedischen Grenzern geweckt. Erneute Kontrolle. Das demonstrative Aufgebot an Schusswaffen an den Gürteln erinnert so gar nicht an Midsommar und helles Leben. Ein Suchhund wird durch das Abteil getrieben.

Der kleine Jonas will sein Frühstück. Die Nacht ist vorbei.

Es folgt ein unplanmäßiger Zugwechsel in Malmö. »Nein, nein, das ist kein anderer Zug«, sagt die Zugbegleiterin beim Umsteigen scheinheilig. »Die Zugnummer ist ja dieselbe!« Ich hätte ja schließlich eine Direktverbindung gebucht.

Obendrauf bekommen wir einen anderthalbstündigen Aufenthalt geschenkt, dann geht es weiter.

Die verzweifelte Suche nach meinem reservierten Frühstück, das ich drei Wagen weiter in einer Tüte vorfinde, nimmt einige Zeit in Anspruch. Die mürrische Dame mit dem schwedischen Akzent guckt neidisch herüber (»Jetzt geht die mein Essen essen!«).

Das aufgeweichte Brötchen ist ungenießbar, aber auf den Kaffee freue ich mich unbändig. Gerade als ich genüsslich den Becher ansetze, setzt nebenan sehr geräuschvoll die Absaugung der Toilette ein.

Zusammenfassend würde ich sagen: Wer sichergehen möchte, auch wirklich urlaubsreif am Ziel anzukommen, dem empfehle ich die Reise mit dem Snälltåget. Als wir gegen Mittag Alvesta erreichen, überwiegt meine Erleichterung, angekommen zu sein. Benommen steige ich aus dem Zug.

Der kleine Jonas winkt, ich winke zurück.

Take Me to Church

Der Mann hat ein Haus geerbt.

Nein, noch mal. Der Mann hat ein Häuschen geerbt.

Nein, auch falsch. Der Mann hat die Überreste einer maroden Hütte geerbt. So ist es richtig.

Es handelt sich zugegebenermaßen um sehr charmante Überreste, was insbesondere daran liegt, dass sich das Ganze in Südschweden befindet, in einem kleinen Dorf auf einem kleinen Hügel zwischen Hünengräbern aus der Eisenzeit und einer von Kühen und Kranichen bewohnten Wiese, überwuchert von wilden Lupinen und überdacht von drei gigantischen Eichen.

Was dazu führte, dass der Mann, als er dorthin fuhr, um das Grundstück zu verscherbeln, eine Woche dort verbrachte und vieles tat, nur nicht das Grundstück verscherbeln.

Er besah sich das hundert Jahre alte Holzhaus, von dem die rote Farbe abblättert, als hätte es einen schlimmen Sonnenbrand.

Er besah sich die hundert Jahre alten Fenster, die hundert Jahre alte Elektrik, den hundert Jahre alten Donnerbalken auf dem Hügel, erkundete den hundert Jahre alten Schuppen, durch dessen Dach ein gewaltiger Eichenast geschlagen war, ein mindestens hundert Jahre alter Eichenast in einem hundert Jahre alten Schuppendach.

Er besah sich die Mäuseköttel in der alten Kaffeekanne, die eingestürzte Veranda, die Holzwürmer in den Balken, den Riss im Kamin und das Grundwasser, das kniehoch im Keller stand.

Er besah sich das undichte Dach, den greisen Apfelbaum und die hundert Jahre alte Pumpe im Garten, die kein Wasser mehr führt.

Und er sah, dass es gut war.

Man kann darüber eigentlich nur den Kopf schütteln.

Das tat ich ausgiebig, doch nach anfänglichem Protest muss auch ich inzwischen zugeben: Der Ort hat einfach was.

»Mit etwas handwerklichem Geschick und dem einen oder anderen Taler kann man daraus sicher wieder ein Haus machen«, sagten wir laut und versuchten, es uns zu glauben.

Es ist nämlich so, dass sowohl der Mann als auch ich ausschließlich im Besitz von linken Händen sind, eine ungeschickter als die andere. Wir haben sie nicht nur in direkter Linie von unseren Eltern geerbt – legendär der Tag, als mein Vater eine Mohrrübe ins Klo warf, um eine Verstopfung zu lösen, einfach weil sie gerade rumlag –, sondern sie auch in ebenso direkter Linie an unsere Kinder weitergegeben. Die linken Hände, nicht die Mohrrübe. (»Mir ist dieses, äh, Ding abgebrochen, das an dem, äh, Dings hängt.« Ihre Skills liegen in anderen Bereichen.)

Auch mit den besagten Talern, den Kronen vielmehr, die es bräuchte, um geeignete Rechtshänder zu bezahlen, ist es de facto nicht so weit her. Also läuft es darauf hinaus, dass es so ist, wie es ist. Und wir ab und zu Urlaub in einer kleinen Ruine machen.

Wir haben gelernt, den Eingangsbereich tanzend zu betreten, denn nach einer Weile hatten wir raus, welche Dielen nicht nachgeben und mit welcher ambitionierten Schrittfolge man vermeiden kann, in den Keller durchzubrechen. Wer uns von der Straße aus dabei beobachtet, wird sich Fragen stellen: *Der mit dem Wolf tanzt* war gestern, wir sind *Die in der Diele tanzen*, und ich kann sagen, dass wir dabei nicht unbedingt elegant aussehen.

So what, den Ruf als wirre Deutsche haben wir eh weg, man hört es bei den rudimentären Gesprächen mit den Einheimischen heraus.

So hält man uns beispielsweise auch für Grillfetischisten, weil wir selbst bei Regen im Garten stehen und unterm Schirm unser Abendessen grillen, was aber schlicht daran liegt, dass das Haus keinen Herd hat.

Weiterhin gelten wir als sehr sportlich und religiös.

Wer uns kennt, fragt sich: Wie konnte das passieren?

Tatsächlich gehen wir morgens und abends zum Schwimmen in den nahe gelegenen See, auch bei Wind und Wetter. Dass wir das nur tun, weil wir kein Badezimmer haben, kann ja niemand ahnen. Und wer jetzt meint: »Och, das bisschen Müffeln ist doch halb so schlimm«, hat noch nie neben einer Kuhweide gewohnt. Die Fliegen sagen dir, wann es Zeit ist, in den See zu gehen.

(Einmal machte ich beim Baden eine eindrucksvolle Begegnung mit einem Blutegel. Jeder, dem ich davon erzählte, war angemessen entsetzt, einzig mein Lesebühnenkollege Heiko Werning gratulierte mir begeistert zur guten Wasserqualität des Sees.)

Und das mit dem »religiös« ... Daran bin wohl ich schuld.

»Take Me to Church« hat für uns nämlich mittlerweile eine ganz eigene Bedeutung. Denn ich mag das Plumpsklo auf dem Hügel nicht so gerne. Obwohl es eigentlich das schönste Plumpsklo der Welt ist. Der Bauer, der das Haus vor hundert Jahren gebaut hat, hat sich rührend viel Mühe gegeben. In rot gestrichenem Holz steht das Häuschen keck auf dem Hügel, hellblau gestrichen die handgesägten Öffnungen mit den Holzklappen. Ja, Mehrzahl, denn der Bauer hatte einen kleinen Sohn, deshalb hat er zwei nebeneinanderliegende Sitze gezimmert, einen großen und einen kleinen. Charmant. Eigentlich. Wenn nur die besagten Fliegen nicht wären. Und die Nacktschnecken. Und die Mistkäfer. Von den Spinnen ganz zu schweigen ...

Die Nachbarn können uns deshalb beim täglichen Gang zur Kirche beobachten, die über eine ganz fantastische und sogar beheizte Besuchertoilette verfügt. Hier holen wir im Übrigen auch unser Trinkwasser. »Mir wird nichts mangeln. Er weidet mich auf einer grünen Aue und führet mich zum frischen Wasser.« Wer hätte gedacht, dass mein Konfirmationsspruch noch mal so viel Sinn ergeben würde.

Denn was wir von unseren Ahnen ebenfalls geerbt haben außer einer maroden Hütte und einem Haufen linker Hände, ist ein nicht zu unterschätzender Hang zur Schrulligkeit. Und diesen mal so richtig auszuleben, ist ja auch fast schon wieder Urlaub.

Backsteine

Der zweite Kaffee blubbert munter durch die Espressokanne, bevor ich ihn in meiner Lieblingstasse versenke und mit einer kleinen Lawine schönsten Milchschaums bedecke.

Mit der wärmenden Tasse in den Händen gehe ich ins Wohnzimmer und atme tief durch. Die Arbeit ruft, los geht's! Der große Tisch ist schon freigeräumt, nun gilt es zu entscheiden, ob ich als Erstes die Post erledige oder den Schuhkarton mit den Unterlagen für die überfällige Steuererklärung sortiere. Ich entscheide mich für Facebook.

Aus der Welt im Großen und Ganzen wird wenig Gutes vermeldet und auch in den Kommentarspalten ist wieder Krieg. Aber hier und da gibt es auch überraschende Meldungen, im Kleinen halt. Im Nachbarschaftsnetzwerk zum Beispiel wird heute gehäkeltes Gemüse angeboten.

Während ich noch überlege, ob mir das in meinem bisherigen Leben gefehlt hat, mit einer Pastinake oder einem Brokkoli zu kuscheln, taucht ein neues Bild in meiner Timeline auf.

Ein Lesebühnenkollege postet die Nahaufnahme einer leicht verwitterten, gleichmäßig rotbraunen Backsteinfassade mit der Frage: »Was verbindet ihr damit?«

Ich starre eine Weile. Und lausche in mich hinein.

Mein erster Gedanke: Ich hätte gerne einen Pulli mit dem

Muster, die Grau- und Rot- und Brauntöne, die kleinen Unregelmäßigkeiten, das hat was.

Aber auch meine zweite Assoziation lässt nicht lange auf sich warten: Kirche.

Also Gemeindezentrum, Weihnachtsbasar, Kondensmilch, Kindergarten, Früchtetee, Eiernudeln in Wurstsoße ... Kurz schaue ich meinen Gedanken noch hinterher, wie sie sich auf die Zeitreise begeben, im nächsten Moment sitze ich bereits in der Paulus-Kirche in Lichterfelde, links vorne auf der Holzbank und blicke hinunter auf rote Ledersandalen und gelbe Kniestrümpfe, in denen meine dicht über dem Boden schaukelnden Kinderfüße stecken. Wir müssen leise sein: Das Krippenspiel wird gerade geprobt.

Ums Krippenspiel habe ich mich immer gedrückt. Das war mir zu viel Bühne. Außerdem war mir die Rolle der Maria zu peinlich, die bekam ja ein Kind, das war eine ominöse und irgendwie geheimnisvolle Sache, damit wollte ich lieber nichts zu tun haben.

Ich wusste nichts über diese Sache mit den Babys, außer dass sie im Bauch der Mutter heranwuchsen und dass die Erwachsenen immer seltsam wurden, wenn das Thema aufkam. Und wenn ich was noch weniger leiden konnte als Unwissenheit, dann war es, wenn Erwachsene seltsam wurden. Und so legte ich mir wie üblich die Dinge selber zurecht.

Dieser Bauchnabel hatte irgendwas mit der Geburt zu tun, hatte ich aufgeschnappt. Lange Zeit dachte ich also, dass es sich dabei um eine Art Ein- und Ausgang für die Babys handeln würde. Während ich im Sommer im Freibad meine Schwimmflügel aufpustete und sie mit dem durchsichtigen Gumminippel verschloss, der für meine kleinen Finger so schwer zu handeln war, hielt ich Ausschau. Ausschau, ob es bei den erwachsenen Frauen nicht vielleicht auch so eine Art Gummiverschluss gab. Im Bauchnabel. Ich kam nicht so recht weiter.

Und irgendwann dann wollte ich es einfach wissen, seltsam hin oder her, und so stellte ich meiner Mutter eines Tages dann doch die Frage, die wohl alle Eltern fürchten: »Wo kommen die Babys her?«

Meine Mutter antwortete prompt: »Oh. Also ... ähm ... Das ...«, sagte sie, sank tief und tiefer in das Siebzigerjahrecordsofa ein, von wo aus sie nun hektisch hilfesuchende Blicke in sämtliche Ecken des Wohnzimmers warf, während ihr Gesicht mit einem kleinen Ausflug über einige Grün- und Graunuancen schließlich die Farbe Stressrot annahm. Eine Weile schien sie zu warten, ob sie sich mit ein bisschen gutem Willen nicht vielleicht doch in Luft auflösen könnte. Als es ihr nicht gelang, seufzte sie sehr tief, dann nahm sie Haltung an, räusperte sich drei- bis fünfmal ausgiebig, ergab sich ihrem Schicksal und begann mit fester Stimme ihre Erklärung.

»Also, es ist so«, sagte sie. »Wenn man verheiratet ist ...«

In dem Moment klingelte das Telefon. Meine Mutter sprang auf. Vermutlich glaubte sie in diesem Moment, dass es doch einen Gott gab, der Stoßgebete überforderter Mütter erhörte. Dann telefonierte sie etwa eine Stunde lang mit Tante Gisela, und als sie fertig war, fing auch schon *Der Große Preis* an. Das Gespräch nahmen wir nie wieder auf ...

Ich hatte mich also endlich getraut, die große Frage nach der Fortpflanzung der Menschen zu stellen, und zur Antwort bekam ich Wum und Wendelin. Jetzt wo ich es so niederschreibe, erklärt das vielleicht vieles, was in meinem späteren Leben schiefgelaufen ist.

Doch immerhin, um eine wesentliche Information war ich reicher: »Wenn man verheiratet ist …«, hatte sie ihren Satz begonnen. Aha, dachte ich also und meinte fortan, die Bedeutung dieser goldenen Ringe, die man bei einer Hochzeit tauscht, entschlüsselt zu haben. Wenn man sich diese ansteckte, war dies vermutlich das Signal für die Babys, dass sie sich auf den Weg machen konnten. So musste es sein. Woher und wie genau, blieb ein Rätsel.

Um es abzukürzen: Aufgeklärt wurde ich dann von zwei gut informierten Mitschülerinnen, ungefähr in der dritten Klasse. Ich hatte die eine gefragt, wie das denn sein könnte, dass es sie gab, wo doch ihre Eltern nicht miteinander verheiratet waren. Ich lauschte und schwieg und staunte nicht schlecht.

Weiter ging es in der vierten Klasse, im Sexualkundeunterricht. Hier wurde nun neben all den irritierenden Informationen über die Handhabungsmöglichkeiten diverser komplizierter Organe zum Zwecke der Zeugung auch das Thema Verhütung angesprochen.

Wieder hatte ich ein grundlegendes Verständnisproblem: Wenn man nun schon all diesen Aufwand betrieb, um ein Kind herzustellen, wieso brauchte es denn dann etwas, was dies verhinderte? Ich nahm all meinen Mut zusammen und meldete mich.

»Frau Gattermann«, fragte ich also, »Frau Gattermann, aber warum sollte man das denn überhaupt alles machen, wenn man gar kein Kind haben will?«

Schweigen. Frau Gattermanns Gesicht nahm die Farbe an, die ich schon von meiner Mutter kannte, es war offenkundig nicht nur für uns eine aufregende Angelegenheit. Sexualkundeunterricht war gerade erst eingeführt worden. Und wenn jemals ein Fach verdient hatte, *eingeführt* zu werden, dann wohl dieses.

Wir beobachteten also Frau Gattermann eine Weile beim Verzweifeln. Doch schließlich nahm sie Haltung an, räusperte sich drei- bis fünfmal ausgiebig, ergab sich ihrem Schicksal und begann mit fester Stimme ihre Erklärung. Gebannt lauschten wir. Und diesmal klingelte kein Telefon, dafür die Pausenglocke. Frau Gattermann fasste sich dennoch ein Herz und rief ihre Antwort, beide Hände trichterförmig vor den Mund gehalten, in den Klassenraum: »Weil es Spaß macht!« Dann zuckte sie ergeben mit den Schultern und verließ den Klassenraum. Für die Klasse gab es kein Halten mehr, doch unter all dem wilden Gekicher und Gejohle waren wir uns wohl einig in der Gewissheit, dass wir an diesem Tag ein wesentliches Detail erfahren hatten.

Wir hatten nach Verhütungsmitteln gefragt und als Antwort Spaß bekommen. Jetzt wo ich es so aufschreibe ...

Danke, Frau Gattermann!

Mit diesem Satz im Kopf tauche ich aus meinen Erinnerungen auf. Immer noch starre ich auf das Bild mit der Backsteinmauer. »Was verbindet ihr damit?«, hatte der Kollege gefragt. Ich werde gleich mal antworten. Antworten sollte man nicht aufschieben, das ist ja wohl deutlich geworden. Um die Antwort ans Finanzamt kümmere ich mich dann morgen.

Gute Momente (Vol. 2)

Ich laufe den Parkweg am Teltowkanal entlang, meine Augen brauchen dringend eine Pause vom ewigen Bildschirm und genießen spürbar den weiten Blick. Die Sonne steht schon tief und legt ein unerhört goldenes Licht über die Landschaft. Ich wollte nur kurz rausgehen, jetzt bin ich schon zwei Stunden unterwegs und kann mich kaum trennen von diesem Draußen. Ständig muss ich anhalten und die Spiegelungen auf dem Wasser fotografieren – so kitschig, dass ich nachher zögern werde, die Bilder zu teilen, weil mir jeder unterstellen würde, ich hätte es mit irgendwelchen Filtern übertrieben.

Ich verstaue also mein Handy in der Tasche und hebe meinen Blick. Eine joggende junge Frau kommt mir entgegen. Als sie genau auf meiner Höhe ist, blickt sie mich plötzlich sehr ernst an und sagt laut und bestimmt: »Ich jogge gerade!«

Ich zucke zusammen, dann muss ich lachen, so absurd ist der Moment. Doch da ist sie auch schon vorüber und sieht sich nicht einmal mehr um.

»Ich jogge gerade!«, wiederhole ich in meinem Kopf. Der affektierte Tonfall erinnert mich irgendwie an Loriot: »Mein Name ist Lohse, ich jogge hier.«

Dann fällt der Groschen. Vermutlich, so reime ich mir zusammen, vermutlich hatte sie einen Knopf im Ohr und just in dem Moment gerade ein Gespräch angenommen. Es gibt ja so viele Menschen, die beim Telefonieren irgendwie abschalten und gar nicht mitbekommen, wen sie dabei gerade anschauen und verstören. Immer noch kichernd mache ich mich auf den Heimweg. Diverse Menschen lächeln zurück.

Und siehe da, tatsächlich, auch im Kosmos zwischen Corona, Krieg, Klimakrise und Klimakterium gibt es sie doch: diese Momente, in denen uns ein Lachen widerfährt.

Wie ein Eichhörnchen Nüsse sammelt, so bin ich in dieser Zeit dazu übergegangen, schöne Momente zu sammeln. Wenn die große Welt keine hergibt, müssen die kleinen reichen. Wenn mir einer begegnet, bemühe ich mich, kurz innezuhalten und ihn in eine Art inneres Archiv aufzunehmen, auf das man an düsteren Tagen zurückgreifen kann.

Der Satz »Ich jogge gerade!« ist ab heute dort gespeichert.

Wenn ich in diesem Archiv blättere, sieht die vergangene Woche in etwa so aus:

Sonntag

Amazon schickt mir Werbung. »Guten Tag, Susanne Riedel. Wir könnten uns vorstellen, dass Ihnen das folgende Produkt gefällt.« Es ist eine Buchempfehlung. Das Buch ist von Susanne Riedel und heißt »Ich hab mit Ingwertee gegoogelt«. Da haben die Algorithmen von Amazon aber auch keinen sehr kreativen Tag gehabt, denke ich, dennoch schaue ich mir die Werbung genauer an.

Besonders gefällt mir die Rubrik »Wird oft zusammen mit diesen Artikeln gekauft«, darunter zwei weitere Bücher: eines mit dem Titel »Ich hab dich rein optisch nicht verstanden« und eine Sammlung mit unnützem Faktenwissen (»Nutella hat Lichtschutzfaktor 9,7«).

Montag

Ich stehe an der Dönerbude. Im Radio läuft »Carbonara«.

Dienstag

Die NINA-App, die offizielle Katastrophen-Warn-App des Bundes, schickt mir eine Stunde nach der Rauchwarnung wegen eines Großbrandes nun die Entwarnung mit dem Wortlaut: »Es besteht keine Gefahr. Schließen sie alle Fenster und Türen!«

Mittwoch

Neues aus der Reihe Tippfehler des Herzens, ich habe nun offiziell die »Antifaktencreme« erfunden.

Donnerstag

Brustkrebsvorsorge, ein Termin bei der Ärztin, bei der ich schon so viele Jahre in Behandlung bin.

»Alle Jahre wieder«, begrüße ich sie vertraulich.

Sie schaut mich irritiert an, in ihren Augen liegt nicht ein Funken von Wiedererkennen. Geschäftsmäßig senkt sie den Blick auf meine Brüste. »Ach, Sie sind's«, sagt sie. Und fast bin ich ein bisschen dankbar, dass sie nicht: »Ach, ihr seid's« gesagt hat.

Freitag

Eine Lesung im Umland, zum Dankeschön habe ich einen Blumenstrauß bekommen. Meine Freundin Andrea starrt nachdenklich auf das Gebinde aus hautfarbenen Nelken und Schleierkraut. Lange. Dann sagt sie: »Und da heißt es immer, mit Blumen kann man nichts falsch machen ...«

Samstag

Im Bus, ein Gespräch zwischen jungen Männern im Vierer neben mir. »Ey und wenn die Bullen kommen, halb so wild, die nehmen dir das Gras ab und lassen dich ziehen.«

»Echt, die lassen dich sogar ziehen?«, fragt ein anderer staunend.

Ich sammle weiter.

Über Begegnungen

Gestern habe ich an der Bushaltestelle einen Fünfeuroschein verloren.

Aber ... – ich fange mal anders an.

Wenn mich jemand fragt, was mir in den fiesen Zeiten von Corona am meisten gefehlt hat, sind es die Menschen. Nicht nur die Treffen, die echte und entspannte Nähe zu Freundinnen und Freunden, ebenso sehr habe ich die ganz kleinen Begegnungen am Rande des Alltags schmerzlich vermisst.

Möglicherweise geht das ja nicht nur mir so:

Es gibt eine Reihe von Menschen, denen ich nur ganz kurz in meinem Leben begegnet bin, en passant, die aber dennoch einen nachhaltigen Eindruck hinterlassen haben.

Es sind Szenen, wie sie in den meisten Filmen und Büchern nicht auftauchen, weil sie außerhalb jedes Zusammenhangs, völlig abseits der Haupt-Story stattfinden. Kleine Blitze zwischendurch, ohne Einleitung, ohne Fazit. Und an die man dennoch immer wieder mal zurückdenkt, weil irgendwas davon hängen geblieben ist. Im besten Fall etwas Gutes.

Da ist der Satz einer Kassiererin, als ich mein Wechselgeld nahm, kurz den Blick hob und ihr auch einen schönen Tag wünschte. »Sie sind die Erste, die mich heute ansieht«, sagte sie verblüfft. Das hat mich sehr nachdenklich gemacht. Ich versuche seither, die Menschen öfter anzuschauen, auch wenn ich es eilig habe.

Begegnungen in Zugabteilen fallen mir ein. Ein Gespräch mit einem wildfremden melancholischen Mann mit Hut, im alten, blauen Zug nach Prag. Erst über Landschaft und Urlaube, dann über die Liebe, Abschiede und das, was bleibt. Ich kaufe seither öfter Geschenke ohne Anlass und schenke nichts mehr, nur weil es erwartet wird.

Ein Gespräch mit einem Taxifahrer, der sich für Lyrik begeisterte. Der mich bei Wind und Wetter an meinem Ziel absetzte und als er sah, wie ich das Gesicht im strömenden Regen verzog, nach 10 Metern noch mal hupte und das Fenster runterkurbelte.

»Wer weiß zu scheinen, wer vermag zu regnen?«, rief er strahlend, dann war er schon wieder im dichten Verkehr verschwunden.

Seither erlaube ich mir, Rilke zu mögen.

Eine Begegnung mit einem Tischler, der uns ein Geländer an das Hochbett der Kinder baute und ein Regal in die verwinkelte Ecke über der Couch. Ein Baum von einem Mann. Erst sprachen wir über Holz und Stabilität und Kosten – und dann, später, über Musik, das Reisen und das Leben. Er blieb zum Abendessen, danach saßen wir auf dem Balkon, tranken Rotwein und Bier, hörten Musik und waren sehr am Leben. Sein Name war Lou.

Etwa 15 Jahre später, November 2020. Ich bin seit Kurzem Mitglied der *Reformbühne Heim & Welt*. Auf unserer Facebook-Seite schreibt Kollege Falko etwas vom plötzlichen Tod eines befreundeten Musikers: Lou, schreibt er, der Bassist von *Acapulco Radio.* Ich schaue das Foto lange an. Ein feines Lächeln. Ein Baum von einem Mann. Eine Seele von Mensch.

Lou ist oft bei der *Reformbühne* aufgetreten, erfahre ich, und wäre in nächster Zeit wieder mal zu Gast gewesen.

Wir haben uns so knapp verpasst, dass es mir das Herz bis heute ein bisschen schwer macht und mir gleichzeitig ein bisschen warm um selbiges wird.

Die Menschen. Immer sind es die Menschen, hätte der Taxifahrer auch rufen können, so schrieb es Rose Ausländer.

Es sind die Begegnungen, die großen wie die kleinen.

Und wir tun sicher gut daran, dies zwischendurch zu bemerken und zu würdigen. Vielleicht, so denke ich mir, vielleicht sitzen ja irgendwo auf diesem Planeten Leute, denen ich etwas mit auf den Weg geben konnte, ohne es zu bemerken. Habe Spuren hinterlassen, von denen ich nichts wissen kann?

Gestern früh also habe ich auf der Straße einen Fünfeuroschein verloren.

Ich habe es erst später bemerkt, als ich im Zeitungsladen etwas bezahlen wollte. Er muss mir aus der Hosentasche gerutscht sein, als ich mein Handy herausgezuppelt habe. Im ersten Moment habe ich mich wahnsinnig geärgert. Dann habe ich mir vorgestellt, wer das Geld gefunden haben mag. Wie er sich gefreut hat. Oder sie sich? Das habe ich mir so lange und so detailliert ausgemalt, bis der ganze Ärger komplett verflogen war. Diese Freude! Das kindliche Staunen vielleicht, und dieses Gefühl: Der Tag fängt ja gut an, mal gucken, was noch kommt!

Wieder eine Spur hinterlassen, dachte ich schließlich. Psychohygiene de luxe.

Zur Nachahmung empfohlen.

Jetzt isses so weit

Ab und an brauche ich eine Pause von den zermürbenden Weltnachrichten, eine Feuerpause quasi. Für mein seelisch-moralisches Überleben hat es sich bewährt, zwischendurch immer mal für eine halbe Stunde den Radiosender eins weiterzuklicken, weg vom Inforadio, hin zu etwas unaufgeregter Musik. Unverfängliches mentales Geplätscher. Die größten Hits der Achtziger. Hier ist Mike Oldfields größtes Problem noch der Moonlight Shadow, Boy George besingt das Karma des Chamäleons und Madonna die Isla Bonita. Zerstreuung im Fortgeschrittenenstadium.

Doch anders als früher versuche ich heute, die Texte zu verstehen und ihre Bedeutung zu entschlüsseln. Nicht immer ist das hilfreich. Wenn zum Beispiel Madonna singt: »Young girl with eyes like the desert«, und ich mich automatisch frage: »Trockene Augen? Gibt's da nicht was von Ratiopharm?«, dann fällt mir einmal mehr auf, dass ich älter geworden bin. Und es ging so furchtbar schnell!

Direkt nach »Brave Mädchen kommen in den Himmel« kam »Böse Mädchen kommen überallhin«; heute würde ich ergänzen: »solange die Knie mitmachen.«

Neulich mal standen der Mann und ich vor dem Losgehen kurz gemeinsam vor dem Spiegel, er hielt plötzlich inne und guckte so komisch. »Was?«, fragte ich.

»Na ja«, sagte er. »Also, ich hab ja immer gesagt, ich möchte mit dir alt werden. Und …«

Nun war ich doch sehr gespannt, wie der Satz weitergehen würde.

»Und …«, sagte er wieder und sah ein paarmal zwischen unseren Gesichtern hin und her:

»Na ja, ich glaube, jetzt isses so weit.«

Ich habe darüber lange nachgedacht. Tatsächlich glaube ich, dass dies einer der Sätze ist, die in Beziehungen sehr leichtfertig gesagt werden: »Lass uns zusammen alt werden.« Gemeint ist damit aber in den meisten Fällen: Alles soll bleiben wie jetzt, bis wir eines Tages plötzlich als alte, runzelige, zufriedene, freundliche Großeltern aufwachen. Der Weg dorthin, also der Prozess des Älterwerdens, ist hingegen nicht mitgemeint, wenn man das sagt, oder? Das hatte ich mir vorher nie so richtig klargemacht.

Der nächste Song läuft: »Dreams Are My Reality«. Ach, wenn es doch so wäre! Damals haben wir dazu Blues getanzt, ich im pinken Shirtkleid mit breitem Gürtel, er mit Holzfällerhemd und Adidas-Parfum. *La Boum*!

Heute ist die Herausforderung, einander im Alltag an Arzttermine zu erinnern, auf Haare aufmerksam zu machen, die plötzlich an komischen Stellen wachsen, und bei dem Fest am Abend trotzdem oder gerade deswegen verliebt miteinander zu tanzen.

Es wird wohl wie immer sein: Es wird eine Menge Humor brauchen. Und ein wenig Romantik, die gepflegt sein will. – Ein schmaler Grat mitunter.

Nach einer längeren Geschäftsreise habe ich ihn unlängst gefragt, ob er nicht manchmal in Versuchung gerate, fremdzugehen. »Nein«, meinte er. »Ich sehe das ja bei den Kollegen ...« – und an dieser Stelle hätte er einfach aufhören sollen zu reden. Stattdessen ergänzte er: »Das wär mir rein logistisch viel zu anstrengend.«

Da braucht es schon guten Willen, um das als Treuegelöbnis und nicht als Frechheit zu interpretieren.

Aber auch andersrum sind meine Gesten für ihn nicht immer leicht zu lesen. »Butterfly, my Butterfly«.

In einem Kunsthandwerkgeschäft in Norddeutschland habe ich mal einen kleinen Aufsteller gekauft mit der entzückenden Aufschrift »Spatzen im Bauch«.

In unserer Anfangszeit haben wir einander oft mit »Spatz« angeredet. Wir mögen Spatzen, daran fühlte ich mich erinnert, und mein Gedanke bei »Spatzen im Bauch« war in etwa: Unsere Schmetterlinge sind erwachsen geworden, es sind halt keine filigranen Geschöpfe mehr, sondern kleine, dicke, liebenswerte, beständige Wuchtbrummen.

Ich habe ihm den kleinen Aufsteller zum Geburtstag geschenkt, er hat ihn schweigend auf dem Klavier platziert. Und mir Tage später auf Nachfrage endlich gesagt, was er verstanden hatte: »Na ja. Spatzen. Was machen Spatzen? Fressen Schmetterlinge. Fertig.«

Frauensprache, Männersprache. Ist wohl doch was dran.

Als wir das letzte Mal versucht haben, einen romantischen Abend gemeinsam zu verleben, waren wir im Restaurant. Es war nicht leicht, sich nicht vom Nachbartisch ablenken zu lassen, denn dort saß ein frisch verliebtes Paar, das sich die ganze Zeit mit Blicken auszog und sich immer wieder mit lasziven Gesten gegenseitig ein paar zarte Gabelbissen in den Mund schob. Es war wie in dieser elenden Pizzawerbung, so richtig in Zeitlupe, mit Erotik und Geigen im Kopf, das volle

Programm. Ich seufzte verzückt, selbst der Mann, also meiner, kam nicht umhin, es zu bemerken.

Als unser Essen kam, machte er den Löffel bis zum Anschlag mit Lasagne voll, zielte in Richtung meines Gesichts und rief sehr laut: »Hier kommt das Flugzeug!«

Dass ich in dieser Beziehung Humor brauche, sagte ich schon?

Im Radio erklingen die Töne von »When I'm Sixty-Four«: »Will you still need me, will you still feed me.« Jetzt ist aber auch mal gut mit Humor. Beherzt schalte ich auf Inforadio zurück. Ich brauche jetzt Weltpolitik. Irgendwie muss man sich ja zwischen all den zermürbenden Gedanken auch mal zerstreuen.

Pfeilgiftfrösche in Charlottenburg

Die Zeit rennt, und in den letzten Jahren hat sie noch mal ordentlich Fahrt aufgenommen, scheint es. Sie ist nicht ohne, diese Lebensphase, in der man nicht so genau zu sagen vermag, ob die Kinder oder die Eltern anstrengender sind, und man sich selbst leicht ein wenig aus dem Blick verliert. Die einen begleitet man ins Leben, die anderen beim Sterben, Corona gibt es als Bonus obendrauf und zack, ist man selbst jenseits der fünfzig und hat es gar nicht so richtig mitbekommen.

Nicht, dass ich alles an diesen Jahren missen möchte – selten war mein Vater so freundlich zu mir wie zuletzt, als er nicht mehr so genau wusste, wer ich bin –, aber ich sag mal so: Die Zeit zwischen »99 Luftballons« und Q10-Antifaltencreme ist irgendwie kürzer als erwartet. Auch der Mann an meiner Seite rauft sich irritiert die weißen Haare und zack, zieht nun unser großer Sohn aus und zack, ist der Kleine auch 1,90 Meter und hat sein Abi in der Tasche.

Heute findet der Abiball statt.

Ich habe ja von Hause aus eine gewisse Abwehrhaltung, was künstlich importierte Bräuche angeht, sei es Halloween, Valentinstag oder eben diese Art von amerikanischem Bling-Bling-Abschlussball. Aber sei es drum, heute mache ich alles mit und ein bisschen feierlich ist mir durchaus zumute. Nie wieder Elternabend! Aber nicht nur deshalb. Er hat seinen Abschluss gemacht, hat sich durchgebissen – besonders in den Corona-Jahren hatte es diese Generation nicht leicht. Wir feiern heute nicht das Schulsystem, wir feiern, dass er es als aufrechter Mensch verlässt.

Es ist ein heißer Junitag, die Nachmittagssonne scheint auf die Staubwolken, die ich bei der energischen Suche nach einem passenden Outfit aufwirble. Unsere Söhne haben sich schick gemacht, ich bin noch dabei und dankbar, dass nicht ich mit dem Mann diskutieren muss, ob man zu einem Ball in der Orangerie des Schlosses Charlottenburg Flip-Flops tragen sollte, das übernimmt heute der Abiturient höchstselbst.

»Ihr wart bis jetzt immer die am wenigsten peinlichen Eltern von allen«, sagt er behutsam: »Warum jetzt auf den letzten Metern damit aufhören?« Mir geht das Herz auf ob dieser Argumentation, der Mann zieht klaglos schicke Schuhe an. Ich staune und lerne.

Schwinge mich in meine nigelnagelneue knalltürkisfarbene Hose, dazu ein weißes Blusentop, Schuhe, Schmuck, Schminke, fertig.

Ich find's toll.

Die Jungs ... gucken.

»Was?«, frage ich.

»Was?«, fragt auch der Mann. Der Mann, der wahrscheinlich gar nicht bemerkt hat, dass ich was anderes anhabe als vorher. Das ist manchmal etwas frustrierend. Andererseits ist er auch der, der bei einem sexy Werbeplakat mit sehr jungen Frauen in sehr bauchfreien Tops nur so was sagt wie: »Mensch, die erkälten sich doch«, und allein dafür liebe ich ihn sehr.

Auf ihn muss ich also nicht zählen in Sachen modische Beratung und so stehe ich da in meinem Türkisblau-Weiß und warte bang, was die Söhne sagen.

»Also«, sagt der Jüngere.

»Na ja«, sagt der Ältere.

»Es hat ein bisschen was von ’nem Pfeilgiftfrosch«, sagt der eine.

»Ich hätte jetzt Zahnpasta gesagt«, meint der andere. »Dieses Türkisblau mit dem Weiß hat was von Zahnpasta.« Ratlos betrachte ich mein Spiegelbild.

»Kräuterfrisch«, ergänzt er. »So im freundlichen Spender.«

O Gott, jetzt sehe ich es auch.

Aber Abhilfe ist schnell geschaffen, mit einem schwarzen Glitzertop segnen sie mein Outfit letztlich ab und wir gehen los.

»Immer noch Pfeilgiftfrosch, aber mit mehr Stil«, sagen sie – »Weniger Zahnpasta, mehr Lamborghini!« – und recken ihre Daumen nach oben, während die U-Bahn uns Richtung Charlottenburg schaukelt.

Auch das habe ich verpasst, denke ich staunend. Dass die Jungs eine Art Geschmack entwickelt haben. War es nicht gestern erst, dass der Kleine auf seinem Bobbycar angerollt kam und anbot, mir sein Dinosaurier-T-Shirt zu leihen, weil er meine Bluse so hässlich fand?

Umsteigen am Bundesplatz, Warten auf die Ringbahn. Der Mann starrt wie hypnotisiert auf die Anzeigetafel. »Die kommt ja gar nicht«, sagt er staunend. Er fährt nicht so oft mit der Ringbahn.

»Wenn ihr so zurückschaut«, frage ich die Jungs, während

wir warten. »Was, würdet ihr sagen, sind die wichtigsten Inhalte, die ihr aus der Schulzeit mitnehmt?«

»Die Pausen«, sagt der Ältere, ohne zu zögern.

»Ja, die Pausen, das Soziale«, bestätigt auch der Jüngere. »Und das Gesetz der Trägheit.«

Ich muss lachen, bin aber nicht überrascht. Er hat nicht nur eine große Begeisterung für physikalische Phänomene, sondern wurde in der Abizeitung zudem ausgezeichnet als »faulster Schüler des Jahrgangs«; er trägt den Titel mit Würde und Stolz. Ich hatte so tadelnd geguckt, wie es mir möglich war, als ich davon erfuhr. »Faulster des Jahrgangs und im besten Drittel der Abschlussnoten«, hatte er achselzuckend erwidert. Zu den Dingen, die er in der Schule offensichtlich auch gelernt hat, gehört, sich nicht zu verausgaben.

Der Abiball selbst ist dann letztlich nicht viel anders als jede große Feier. Ein Haufen aufgebrezelter Menschen sitzt in einem grell ausgeleuchteten Saal und wartet hinter heiteren Fassaden mit wachsender Verzweiflung auf die Eröffnung des Büfetts. Lehrer halten Reden, die mich das Gesetz der Trägheit quasi körperlich erfahren lassen.

Dann werden Titel verliehen, die die Schülerinnen und Schüler im Vorfeld selbst abgestimmt haben. Ich schlucke. Mit dem »Faulsten des Jahrgangs« ist unser Kronsohn offenbar gut weggekommen, denn nun geht es nicht nur um den unvermeidlichen »Ballkönig« und seine »Ballkönigin«, sondern um »Lehrers Liebling«, »wird garantiert unter der Brücke landen« und »wird mit dreißig noch bei Mutti wohnen«.

Auch wird der »NPC des Jahres« ausgezeichnet. Ich muss meinen Sohn fragen, was das bedeutet. »Non-Playable Character«, sagt er, »das sind die, die bei den Computerspielen immer als Untermalung im Hintergrund rumlaufen, aber sonst keine Rolle spielen.«

Uff.

»Das mit dem Sozialen, das du mitnimmst, musst du mir bei Gelegenheit noch mal erklären«, sage ich erschüttert, bin aber fürs Erste damit zufrieden, dass er tief atmet und wissend nickt.

Dann gibt es endlich Essen. Da nicht alle gleichzeitig ans Büfett dürfen, werden wir tischweise aufgerufen. Auf jedem Tisch liegt ein Zettel mit einem Musiktitel aus. Wenn dieser ertönt, darf man los. Unser Song ist »Get Lucky«, die anderen haben »Mambo No 5«, »Africa« oder »Let's Twist Again«. Es ist eine recht inklusive Musikauswahl, damit auch wir älteren Leute nicht verhungern müssen.

Als wir dran sind, sind die Pommes alle. Die Pommes sind das Beste, haben alle gesagt. Über lauem Reis und Gemüse denken wir über die 87,50 Euro nach, die wir pro Ticket bezahlt haben.

»Da müssen wir noch eine Menge trinken, bis wir das wieder drin haben«, sagt unser großer Sohn trocken, und so haben wir am Ende doch noch einen überraschend netten Abend miteinander. Ich halte die ganze Zeit Ausschau nach dem Jungen, der den »NPC«-Titel gewonnen hat, erkenne sein Gesicht aber in der Menge nicht wieder.

Schön ist der Moment, als mich zwei angeschickerte Abiturientinnen auf meine Hose ansprechen. »Hammerfarbe!«, sagt die eine. »Muss ich haben!«, sagt die andere. Ich erzähle, dass mein Sohn meinte, die Farbe erinnere ihn an einen Pfeilgiftfrosch. »Cool«, sagt die eine. »Was für ein Kompliment!«, schwärmt die andere und ich könnte sie beide küssen. Sie erzählen dann noch, wie sehr sie sich darauf freuen, im Alter irgendwann graue Haare zu haben und sie nicht mehr grau färben zu müssen, dann würde so ein Türkis noch mehr knallen.

An dieser Stelle steige ich aus dem Gespräch aus, sonst würde ich am Ende womöglich über die Wahrheit des Älterwerdens und die Illusion des heiteren Welkens reden, und wünsche ihnen lieber einen schönen Abend.

Weit nach Mitternacht verlassen der Mann und ich die Orangerie, das Jungvolk feiert noch ein bisschen weiter. Vorne an der Straße fährt gerade der Nachtbus vor. »Los, den kriegen wir«, sagt der Mann und kichernd und stolpernd rennen wir durch die Berliner Nacht. Die Linden blühen, die Straßenlaternen leuchten. Die Zeit rennt. Aber wir holen langsam wieder ein bisschen auf.

Die Reha-Protokolle

I. Die Ankunft

»Tapetenwechsel«, hatten sie gesagt. Von ein bisschen Reha, kleiner Auszeit, mal nur an mich denken war die Rede.

Und da stehe ich nun also, an diesem sonnigen Mittwochvormittag vor dem Eingang der *Lindenblütenklinik* in Bad Kissingen. Mein dicker, schwarzer Koffer enthält hoffentlich alles, was ich in den nächsten Wochen brauche: bequeme Klamotten, Lesestoff, Schreibutensilien und Sonnencreme. Vielleicht hätte ich die Aufkleber noch abmachen sollen, denke ich flüchtig – »Frollein« steht auf der Frontseite, »Suchtpotenzial« und »Drunk at Your Wedding« oben am Griff. Wenn man nicht weiß, dass das alles Musikerinnen sind, könnte es womöglich für einen seltsamen ersten Eindruck – zu spät. Ich rolle mitsamt Koffer durch den Eingang der Klinik.

Im Foyer ist erstaunlich viel los. Mein erster Eindruck ist der von drei Frauen, die unweit der Rezeption im Kreis stehen, sie haben die Augen geschlossen und lauschen innig einer Klangschale, die sie in ihre Mitte halten. O Gott. Ich hatte so etwas befürchtet, nachdem ich vom ganzheitlichen Ansatz der Klinik gelesen hatte.

Ein Gespräch im Steineladen in Kreuzberg fällt mir wieder ein, das ich mal mit angehört habe. Ich schaue dort ab und an rein, wegen der schönen Ketten. Eine Frau kam rein, probierte eine Reihe von Klangschalen aus und fragte den Mitarbeiter dann mit betonter Ernsthaftigkeit nach einem Stein, der bei Verdauungsproblemen helfen würde. Der junge Mann hatte ihr nach einigem Überlegen sehr bedächtig einen dunkelbraunen Rauchquarz in die Hände gelegt. »Hmmm«, hatte sie gesummt. »Und der ist speziell für Verdauungstrakt, ja?«

»Das weiß ich nicht«, hatte der wirklich sehr junge Mann geantwortet. »Aber ich finde, allein die Farbe ...« Den Rest hatte ich wegen meines eigenen Glucksens nicht mehr verstanden.

An der Rezeption bedeutet man mir zu warten. Ich betrachte den überfüllten Wartebereich, in dem sich etwa ein Dutzend sehr blasse Menschen mit sehr bunten Gepäckbergen sammeln, den Blick ins Handy versenkt. Na, prima: Da sehe ich mich.

Ich nehme Platz und betrachte meine Umgebung. Die Wegweiser zeigen die Namen der Gruppenräume an. Raum *Kirschlorbeer.* Raum *Mandelblüte.* Raum *Sanddorn.* Irgendwie machen mir die Namen Lust auf Eis. Raum *Erdbeer,* Raum *Rumtraube,* Raum *Schokostreusel,* denke ich weiter. Es ist kein Wunder, dass ich so erschöpft bin, bei dem pausenlosen Unsinn in meinem Kopf!

Schließlich werde ich abgeholt. Ich unterschreibe die Aufnahmeunterlagen, gelobe Datenschutz, Pünktlichkeit, Freundlichkeit und Alkoholverzicht und bekomme daraufhin die Kurkarte samt Bonusheftchen ausgehändigt. Mit dieser ist unter anderem der Eintritt im Spielcasino für die Leute in der Rehaklinik kostenlos. Hm, okay, ich soll keinen Alkohol trinken, aber Heim und Hof am Roulettetisch verzocken ist okay – auch ein therapeutischer Ansatz.

Dann werde ich auf mein Zimmer im dritten Stock gebracht. Hinter der Tür aus dunklem Furnier überrollt mich eine Welle aus Beige und Braun. Beige Wände, braune Vorhänge, braunes Bett. Beigefarbene Auslegware, die schon viel gesehen hat, braune Kacheln und beige Fliesen in der fensterlosen Badekammer. Immerhin der Plastikduschvorhang ist in einem fröhlichen Senfgelb gehalten.

Kleiner Lichtblick: Ich habe einen Balkon.

»Den hat kaum ein Zimmer«, gratuliert mir die Dame vom Empfang fröhlich, den bekämen nur die, die bei Suizidgefährdung sehr konsequent Nein ankreuzten.

»Aha«, sage ich. Ich bin etwas überfordert.

Heute, am ersten Tag, hätte ich noch keine Anwendungen, wird mir erklärt, nur die Aufnahmeuntersuchungen, ärztlich und psychologisch. Die Dame teilt mir die Termine und Raumnummern mit.

Eine halbe Stunde habe ich noch. Ich nutze die Zeit, um noch schnell zu duschen. Ich kämpfe mit dem Duschvorhang. Der Duschvorhang gewinnt. Als ich mich nach dem heruntergefallenen Duschgel bücke, verheddere ich mich so unglücklich im nassen Plastik, dass ich dabei mit dem Ellenbogen das Wasser auf kalt drehe. Jetzt bin ich wach. Auf zur Untersuchung.

Ein sehr junger Mann öffnet mir die Tür. Nicht der Praktikant, wie sich herausstellt, sondern der Arzt. Ob ich zum ersten Mal in der Reha sei, fragt er. Ich bejahe. Er auch, erwidert er. Eingesprungen. Der Krankenstand, na ja, da würden sie gerade jeden nehmen, haha. Ich schlucke. Er misst meinen Puls mit dem Finger am Handgelenk. Fragt ein paar Dinge ab.

»Kopfschmerzen«, sage ich. – »Nich gut«, sagt er traurig.

»Schlafstörungen«, sage ich. – »Nich gut«, sagt er traurig.

»Hören und Sehen?« – »Ich bin schon seit meiner Kindheit auf einer Seite taub«, erkläre ich.

Das interessiert ihn brennend, warum auch immer. Er setzt sich sehr aufrecht hin, schließt kurz die Augen, dann rollt er mit seinem Hocker ein wenig näher heran. Tief und bedeutungsvoll schaut er mir in die Augen, dann hebt er langsam beide Hände dicht vor mein Gesicht und erklärt in einem Ton, in dem andere Leute eine Séance einleiten, um Kontakt zum Jenseits aufzunehmen: »Ich überprüfe nun Ihre Schwerhörigkeit.«

Ich bin gespannt.

Dann reibt er Daumen und Zeigefinger aneinander und hält seine Hände an meine Ohrmuscheln. »Nehmen Sie die Schwingung wahr?«, fragt er.

»Bist du es, Schwiegermutter?«, fragt es in meinem Kopfkino zurück, aber nur dort. Laut sage ich: »Nein, tut mir leid«, kann mir aber ein Schmunzeln nicht verkneifen. Etwas gekränkt entlässt mich das Arztjunge und ich ziehe weiter zum Aufnahmegespräch mit der Psychologin.

Diese empfängt mich fröhlich in ihrem Snooze-Sessel: große Augen hinter großen Brillengläsern, einen Kugelschreiber wie eine Zigarette im Mundwinkel, zu ihren Füßen ein aufgeregter Pinscher. Wie es mir so gehe, fragt sie, während sie den Hund streichelt. »Nun«, sage ich, mein Leben in den letzten zwei Jahren sei etwas herausfordernd gewesen »und ich bin hier, um ...«

»Jaja«, unterbricht sie mich genervt. »Für Details haben wir jetzt keine Zeit. Es geht mir mehr darum, welche konkreten Ziele Sie haben.«

Da ich kurz überlegen muss und wir offenbar keine Zeit zu verlieren haben, schlägt sie mir ihrerseits ein paar Ziele vor: »Resilienz zum Beispiel. Wird immer wieder gern genommen.« Dann fragt sie mich noch ein paar Dinge von ihrer Liste ab.

»Suizidgedanken?« – »Auf keinen Fall!«, sage ich rasch. Mein Balkon!

»Stimmungsschwankungen?« – »Aber hallo!«

»Erschöpfung?« – »Mein zweiter Vorname«, sage ich.

»Essstörungen?« – »Nein«, sage ich. »Wobei, na ja ... Ab und zu ein bisschen Frustessen.«

»Ja«, sagt sie gelangweilt, steckt sich, ohne hinzugucken, ein paar Gummibärchen aus der Schale auf ihrem Sideboard in den Mund, justiert den Kugelschreiber neu und zuckt mit den Schultern. »Funktioniert ja auch.«

Damit ist das Gespräch zu Ende.

»Machen Sie sich einfach eine gute Zeit«, sagt die Psychologin noch, als sie mich zur Tür geleitet. »Gehen Sie ab und zu ein Eis essen, das hinter der Brücke ist am besten.«

Schon stehe ich wieder vor der Tür. Ich schaue auf die Uhr. Sechseinhalb Minuten. Wow!

Es ist heiß, mein Kopf schwirrt, ich bin seit 4 Uhr auf den Beinen.

Etwas Abkühlung wird mir guttun, vielleicht stecke ich mal meine Füße in die Saale. Oder gehe ein Eis essen. Das hinter der Brücke soll ganz gut sein.

II. Glaubensfragen

Samstag und frei, hurra! Vier Tage an diesem seltsamen Ort reichen, dass ich einen Morgen mit Frühstück um 8 Uhr für Ausschlafen und Luxus halte.

Ganz schön lang, so ein Vormittag. Ich entschließe mich zu einem Spaziergang durch die Stadt. Also »Stadt«. Bad Kissingen ist eher überschaubar und, Himmel!, so ordentlich, dass es mich als Berlinerin wirklich nervös macht. Alle Wege des Kurgartens frisch geharkt, die Kanten des Rasens wie mit dem Lineal getrimmt, die Rosen blühen vorschriftsmäßig, während der Springbrunnen ausdauernd eine akkurate Fontäne ins Himmelblau schickt. Am Abend soll es hier eine Lichtershow geben, da bin ich mal gespannt.

Ich beobachte die leuchtend blauen Libellen, die wohltuend asymmetrisch über dem Wasser der Saale tanzen, dann laufe ich weiter zur Fußgängerzone. Die Kirchenglocken läuten. Ständig läuten hier die Kirchenglocken.

Im Fragebogen der Rehaklinik war im Vorfeld dezidiert abgefragt worden, wie man spirituell tickt. »Glauben Sie an eine höhere Kraft / ein höheres Wesen / einen verborgenen Sinn in der Welt?« Ich hatte überall »Nein« angekreuzt. Möglicherweise ist Desillusionierung einer der Gründe, weshalb ich hier bin.

Meine berufliche Perspektive zu klären, ist ein weiteres Ziel. Kann ich mir das wunderbare Künstlerleben weiter erlauben und vor allem leisten? Die Frage fällt mir spontan wieder ein, als ich vor einer kleinen Boutique in den Sonderangeboten stöbere, leichte Sommerteilchen aus Baumwolle und Leinen, nichts unter dreistellig.

Schräg gegenüber entdecke ich vor einem altmodischen

Juweliergeschäft zwei Kramkisten mit handgeschriebenen Pappschildern, »Jedes Teil: 3 €« und »Jedes Teil: 1,50 €«.

1,50 Euro – da sehe ich mich, ich überquere den Zebrastreifen – ich könnte schwören, auch der ist hier besonders gerade –, dann wühle ich eine Weile interessiert in all den seltsamen Dingen, die sich in der besagten Kiste finden. Einzelne Plastikohrringe, ein Brieföffner, ein Flaschenöffner, ein rostiger Korkenzieher mit Wurzelgriff, abgebrochene Teile von Geweihen, eine Spardose – eine dubiose Mischung.

Die Spardose erregt meine Aufmerksamkeit. Sie ist riesig und offenbar selbst gebastelt, der untere Teil besteht aus einer Konservendose, um genau zu sein, einer portugiesischen Zwei-Kilo-Dose Frankfurter Würstchen *(Salsichas tipo Frankfurt)*, der daraufgelötete und schon sehr zerkratzte gelbe Deckel wiederum hat laut Aufschrift mal zu italienischen Sardellen gehört. In den Deckel hat jemand einen schlichten Schlitz gesäbelt, fertig.

Ich weiß auch nicht genau, was, aber etwas daran rührt mich: dieses absurd Überdimensionierte. Das Einfache. Die Arbeit, die sich da jemand gemacht hat. Das Bunte, das Schäbige auch, und diese unverstellte Entschlossenheit, das Ding am Ende einfach fest zuzulöten. Wenn diese Dose eine Geschichte erzählen könnte, welche wäre es? Und wessen?

Einige Momente lang halte ich die Dose in der Hand und stelle ich mir diese Geschichte vor. Ob ich das Ding einfach mitnehme, als Sammeldose für die Lesebühne zum Beispiel? Aber was für ein Quatsch, eine überdimensionierte Konservendose. Ich hab doch so schon genug Gepäck!

Ich lege sie zurück in die Kiste, dann laufe ich weiter die Fußgängerzone entlang. Aber weit komme ich nicht, es lässt mir keine Ruhe. Es fühlt sich falsch an, diesen schrullig-schönen Gegenstand an diesem gradlinigen Ort zurückzulassen. Was soll aus ihm ohne mich werden? Ich nehme jetzt diese Dose mit, ich kann ja später noch entscheiden, was ich damit tue. Ich gehe mit ihr in den Laden, beim Bewegen spüre ich etwas in ihrem Innern. Ein Zettel vielleicht? Ein Geldschein gar? Ich versuche, durch den Schlitz zu spähen, aber drinnen ist es zu dunkel.

Die Verkäuferin hinterm Tresen schaut mir ungeduldig und mit hochgezogenen Augenbrauen zu und ist augenscheinlich froh, als ich endlich bezahle und den Laden verlasse. Leute wie ich, mit Rucksack, Flip-Flops und einer schrabbeligen Konservendose in der Hand, sind wahrscheinlich nicht gerade geschäftsfördernd. »Du bist verrückt, mein Kind, du musst nach Berlin.« Diese Postkarte hing lange bei meiner Kollegin im Büro, jetzt und hier fällt mir der Satz wieder ein. Ich suche mit meiner Dose das Weite.

Zurück in meinem Zimmer in der Rehaklinik betrachte ich schmunzelnd meine Beute. Aber jetzt will ich es auch wissen: Zettel oder Geldschein? Mit einem alten Schweizer Taschenmesser, das mir ein Lesebühnenkollege mal geschenkt hat, versuche ich, den Schlitz im Deckel etwas weiter zu machen. Aber das Ding ist beeindruckend stabil. Auch mit der Feile und diversen anderen Utensilien, die ich im Bastelraum finde, komme ich nicht weiter. Was tun?

Schlussendlich klopfe ich an der Tür zur Großküche. Die Chefköchin öffnet mit fragendem Blick, ich halte ihr meine Dose entgegen und frage, ob sie mir einen Dosenöffner leihen kann. Sie bietet mir an, das Ding mit ihrem fest installierten Rundschneider zu öffnen, was ich dankend annehme. »Aber den Boden«, bitte ich sie, denn dann kann ich mir später etwas zum Verschließen einfallen lassen, ohne dass das Ding seinen Charme verliert. Vielleicht töpfere ich was. Wozu bin ich in einer Rehaklinik.

Sie säbelt den Boden der umgedrehten Dose auf und drückt mir das noch ungeöffnete Schätzchen in die Hand. Auf meinem Zimmer lüfte ich das Metall und schaue hinein.

Es gibt ja so Momente. Momente, in denen man herausfindet, woher bestimmte Redewendungen stammen. Wie es sich anfühlt, wenn man vom Donner gerührt ist. Wenn etwas den Atem raubt, die Sprache verschlägt oder dem Fass den Boden aus.

Der Dose, in diesem Fall.

Es war kein Zettel, der geraschelt hatte. In der Spardose waren Scheine. Mehrere. So viele, dass sie auf ganzer Breite ineinander verknäuelt waren und sich deshalb beim Schütteln gar nicht bewegt hatten, außer einem, dem kleinsten, dem Fünfeuroschein.

Ich zählte mehrmals. Und kam auf 475 Euro.

Als ich am nächsten Morgen aufwache, gucke ich als Erstes nach, ob das Geld noch da ist. Ich träume ja manchmal recht intensiv. Aber nein, da liegt es, ganz real.

Das hat sie sich ausgedacht, mögt ihr jetzt denken. Aber mal im Ernst, wer würde sich so etwas ausdenken? Es ist viel zu unglaubwürdig – die Art Geschichte, die nur das Leben selbst sich zu schreiben traut.

Am Ende dieses Tages jedenfalls waren plötzlich die meisten meiner Fragen beantwortet:

Wie viel Wert das Schrullig-Schöne und etwas Abseitige in meinem Leben hat. Und wie langweilig mein Leben wäre, wenn ich nicht darüber schriebe. Ein bisschen Puffer habe ich jetzt für schlechte Zeiten, und damit meine ich nicht nur das Geld. Auch eine gehörige Portion moralischer Puffer ist dabei. Und alles für 1,50 Euro.

»Glauben Sie an eine höhere Kraft / ein höheres Wesen / einen verborgenen Sinn in der Welt?« Wenn ich den Fragebogen jetzt noch mal ausfüllen müsste, ich wäre mit dem Ankreuzen vielleicht nicht mehr ganz so schnell.

III. Mein Krafttier

Liebe Christa,

heute Morgen saß ich im Frühstücksraum und dachte: Die Leute, die schon lange hier sind, sehen viel deprimierter aus als die frisch Eingetroffenen. Es wird wirklich Zeit, dass ich Land gewinne.

Ach ja, ein Kurschatten wäre schön. Aber die Männer hier, sie wollen alle nur das Eine: Bäume umarmen.

Oder reden. So viel reden, dass ich versucht bin, künftig nicht mehr zu klagen, wenn meine Männer schweigen. Geht das schon als Rehaerfolg durch?

Es gibt so viel, was gleichzeitig zum Lachen und zum Weinen ist. Mir ist schon ganz klebrig von all dem esoterischen Gedöns, aber vielleicht kommt das auch von den Linden.

Was bleibt, ist der Humor.

Wenn am Abendbrottisch der Mann neben mir mit großer Ernsthaftigkeit sagt: »Du, mein Krafttier ist ja das Seepferdchen«, dann muss ich schon sehr tief atmen, damit mir meine Gesichtszüge nicht entgleiten.

In den Gruppen und Kursen wird hier sehr viel geatmet. Eigentlich nur. Das können nämlich auch die Praktikanten anleiten, Fachkräfte sind ja keine da. Auch werden viele Körperreisen gemacht, in einem fort wird man »eingeladen«, irgendwo »hinzuspüren«. Die Unzufriedenheit der Leute ist groß, nicht nur meine, und wenn mal jemand seinen Unmut äußert, heißt es nur: »... und auuuusatmen!« Wenn mir noch einmal jemand sagt, ich soll ausatmen, schreie ich. Vielleicht ist es die Hoffnung, einen drohenden Klinikaufstand mit Sauerstoffmangel niederzuschlagen.

Auch ich habe schon einiges an offener Kritik geäußert, höflich und konstruktiv – aber ganz ehrlich, daneben entwickle ich langsam eine Art inneren Antwortzwang. Vielleicht kommt die Berlinerin in mir nun doch langsam durch: Is jetze aber ooch ma jut mit all dit Seichte. Bei halb gesungenen Sätzen wie »Spüren Sie, wie Sie mit dem Boden verbunden sind ...« ruft es in mir: »Ey, ja Mann! Jeden Tag! Das *is* doch das Problem!« Oder wenn es heißt: »Nun lade ich Sie ein, Ihr inneres Leuchten wahrzunehmen ...«, dann denke ich: »Und ich lade Sie ein, sich den Stock aus dem Arsch zu ziehen und ma kacken zu gehen.« Ich bin nicht stolz darauf und bisher denke ich es auch nur im Stillen, aber unter uns: Ein bisschen hilft das schon. Und heißt es nicht, man soll die eigenen Ressourcen entdecken? Na bitte!

Die einzige Reaktion der Geschäftsführung auf einen gemeinsamen Beschwerdebrief mit immerhin siebzig Unterzeichnenden war, dass ein zusätzlicher Tag der Stille eingeführt wurde. Passt. Ich habe daraufhin das Zitat von Paul Watzlawick aufs Schwarze Brett geschummelt: »Man kann nicht nicht kommunizieren«, das aber sofort entfernt wurde.

Der Informationsfluss ist hier eher ein stehendes Gewässer, aber das Schwarze Brett ist ein nie versiegender Quell der Freude. Hier stehen so wunderbare Sätze wie »Die Männergruppe Lindenblüte trifft sich dienstags im Raum Bienenkönigin«, aber auch tagesaktuelle Mitteilungen wie »Selbststeuerung entfällt heute«. Da hab ich dann gleich Bilder im Kopf! Was hier los wäre, wenn die Selbststeuerung entfallen würde, die haben ja keine Ahnung! Bei einem Gespräch unter der großen Buche im Innenhof vertraute John aus Siegen mir an, dass er manchmal Fantasien habe, wie er eine dieser kleinen Leberwürste vom ansonsten veganen Abendbüfett einsteckt und den Inhalt nachts ins Autoschloss der Geschäftsführerin presst. John ist echt ein Lichtblick.

Überhaupt, was gut ist, sind manche Begegnungen. Alles in allem sind unter den Rehabilitand*innen viele tolle, humorvolle, bemerkenswerte Leute. Die klugen Gespräche mit ihnen retten mich. Gestern haben wir in Gedanken eine Kneipe für soziale Berufe gegründet: die *Belastbar.*

Ich habe in einem der Schränke im Yogaraum eine Gitarre entdeckt, manchmal singen wir jetzt abends noch ein bisschen, das ist schön. Im selben Schrank haben wir auch die Noten von »Johnny Walker« gefunden, was tief blicken lässt. Und gestern habe ich mit Gisi aus Frankfurt ganz spontan das Duett »Wennze meins« gesungen, von den *Missfits.* Besser als jede Therapie. Kennze?

Wennze meins, du hätts noch Zeit
datte so viel Zeit vertun kanns
bisse bekloppt, dat is nich wahr, du hasset eilig
wennze tot bis, isset vorbei
und vorm Sterben musse leben
und dann musse au ma fragen, oppe happy bis

Eine der Frauen ist dann direkt am nächsten Tag abgereist, weil sie meinte, sie wüsste jetzt alles, was es braucht. Ich hingegen hab nur Lust auf Eierlikör gekriegt.

Mein absolutes Highlight der Zeit hier aber ist, dass ich gestern bei der wöchentlichen »Sockendisco im Rosenblütensaal« (!) den DJ gemacht habe. Russendisco war gestern, Christa, heute: Sockendisco, man muss die Feste feiern, wie sie fallen. Weil hier in Bad Kissingen überall die gute alte Kaiserin Elisabeth rumsteht, habe ich als DJ Sisi aufgelegt und das hat dann überraschend viel Spaß gemacht. Und ich habe natürlich nicht die sonst üblichen Mantren und Taizé-Tänze gespielt, sondern alles gegeben. Himmel, was hatten wir Spaß! Ein Haufen depressiver Menschen, der aus voller Kehle »Highway to Hell« singt und »Hello, hello, hello, how low?« – das war Therapie at its best. Natürlich habe ich auch Songs wie »Breathe« von *The Prodigy* eingebaut (»Exhale! Exhale! Exhale!«) und nicht zu vergessen den »Goldenen Reiter«.

Es war eine richtig, richtig gute Party, die noch immer nachhallt.

Gehen wir auch mal wieder tanzen, wenn ich zurück bin? Oder machen unsere eigene Sockendisco auf, im Hinterzimmer der *Belastbar*?

Was ist Dein Krafttier, Christa?

Ich glaube, meins ist die Planschkuh. Vielleicht auch die Gewitterziege.

So, aber jetzt muss ich los, meine Wäsche aufhängen.

Kennst du das aus so Seminaren, Christa, wenn jemand »die Mitte gestaltet«?

Hier steht die Wäschespinne mitten im Innenhof, drum rum sitzen schon alle, tun beschäftigt, sind aber insgeheim schon gespannt, was heute aufgehängt wird. Neue Psychogramme wollen erstellt sein: »Hallo, ich bin Susanne und ich habe pastellfarbene Unterwäsche.« – »Hallo, Susanne.« Aber an den Mann mit dem Spongebob-Schlüpfer komme ich nicht ran. Ich glaube, es war der mit dem Seepferdchen.

Zählt das eigentlich schon als Kurschatten, wenn man in der Kur einen Schatten kriegt?

Alles Liebe und auf bald; wir sehen uns auf der anderen Seite!

Susanne
(aka DJ Sisi)

Winterthur

Vor einiger Zeit habe ich mal ein Buch geschenkt bekommen, es heißt »Kunst aufräumen«. Es steht seither recht prominent in meinem Bücherregal, ich nehme es öfter mal zur Hand, denn es bringt mich immer wieder zum Lächeln. Das Buch enthält eine Vielzahl von Bildern, berühmte Kunstwerke, derer sich ein Schweizer Künstler namens Urs Wehrli angenommen hat. Er räumt die Bilder auf, nimmt sie einfach auseinander und sortiert die einzelnen Elemente, zum Beispiel bei einem Kandinsky oder Picasso, nach Form und Farbe. Fein säuberlich. Ein Marie Kondo der schönen Künste quasi, es hat etwas herrlich Absurdes und verstörend Befriedigendes.

An dieses Buch jedenfalls muss ich denken, als ich am Bahnhof Winterthur aus dem Zug steige. Alles und jeder ist plötzlich sehr aufgeräumt und schick, ich schaue mir die Umgebung an, doch viel schlimmer: Die Umgebung schaut zurück.

Eben noch stand ich, für Berliner Verhältnisse ausnehmend gut gekleidet, geschminkt, geduscht und gebürstet am Hauptbahnhof – und jetzt steige ich aus und fühle mich von dem Moment an, da mein Fuß den Bahnsteig touchiert, schäbig. Die Einheimischen mustern mich. Nein, das trifft es nicht, sagen wir: Sie streifen ihre Blicke an mir ab. Und sofort sehe ich mich durch ihre Augen.

Ich muss an diese Bilderrätsel denken, die es früher manchmal in Zeitschriften gab, *Finde die sieben Abweichungen zwischen den Bildern*, und es ist nicht schwer. Es fühlt sich an, als hätte jemand den kaputten Reißverschluss an meiner alten Daunenjacke und die etwas ausgefransten Hosenbeine meiner Lieblingsjeans mit Rotstift eingekreist, meine ungeputzten Schuhe können mit dem blitzeblanken Boden einfach nicht mithalten, einen Rucksack trägt hier kein Mensch, und auch mein Gesicht ist plötzlich ein Problem. Kein Concealer, keine Foundation, was hab ich mir nur gedacht? Und dann noch die ungezupften Augenbrauen, ich komm mir vor wie Theo Waigel – Theo Waigel mit Lippenstift immerhin. Was es nicht zwangsläufig besser macht.

Ich seufze, dann schultere ich meinen Rucksack, schlurfend und mit hängenden Schultern mache ich mich auf den Weg. Ein Obdachloser vom Gleis gegenüber hebt die Hand zum Gruße.

Es ist meine erste Reise in die Schweiz. Ich bin einigermaßen aufgeregt, nicht zuletzt weil der Grund für meine Reise die Einladung zu einem Poetry Slam ist. Ich auf einem Poetry Slam, halleluja, doch nach all den Flauten und Absagen der letzten Zeit hatte ich ohne Zögern zugesagt.

Auf dem Weg zum Hotel nun geht mir die ganze Zeit ein Text von Heiko Werning durch den Kopf, in dem er seine desaströsen Slam-Erfahrungen beschreibt und mantraartig der Satz wiederholt wird: »Ich bin ja mehr Lesebühne als Poetry Slam.« Ich fürchte einfach, ich bin auch mehr Lesebühne als Poetry Slam, und hatte ich bisher in meiner Vorstellung Sorge, die anderen Teilnehmer mit meinem hohen Alter und meiner unaufgeregten Vortragsweise (Vorlesen halt) zu verstören, so kommen nun ganz neue Bilder dazu. Ich bin nicht nur alt und unaufgeregt, ich bin alt, unaufgeregt und schäbig gekleidet! Ich bin Theo Waigel! Beim Poetry Slam! Wo soll das alles hinführen?

Ich checke im *Park-Hotel* ein, wo vom Veranstalter ein Zimmer für mich reserviert wurde, dann mache ich mich auf zu einem Bummel durch die Altstadt. Der Slam geht erst um 20:30 Uhr los, ich habe noch viel Zeit, mir die Stadt anzusehen. Vielleicht gehe ich erst mal einen Kaffee trinken.

Es sind nur drei Grad, und es ist sehr windig, aber vor einer kleinen Bäckerei finde ich einen windgeschützten Platz mit Fell und Decken in der freundlichen Wintersonne.

Als die Bedienung kommt, versucht sie, etwas zu sagen, aber es kommt nur ein Krächzen heraus; als ich ihr gerade ein Hustenbonbon anbieten will, geht mir Gott sei Dank auf, dass das keine Erkältung ist, sondern Schweizerdeutsch. Ich schaue schnell auf die Karte. »Einen Cappucci–«, höre ich mich sagen, dann lese ich den Preis.

»Gesundheit«, sagt die Bedienung. Ich bestelle doch lieber nur einen Espresso. Einen Espresso für 4,80 Euro. Der Cappuccino kostet 7 Euro. Die Preise sind zwar in Franken angegeben, aber der Kurs ist annähernd eins zu eins, da hilft alles Umrechnen nicht. Ich bin nicht nur schlagartig schäbig und alt, ich bin auch schlagartig arm.

Während ich auf den Edelespresso warte, stöbere ich auf meinem Handy ein bisschen in schweizerdeutschen Wörtern und Redensarten. Taschentuch heißt hier Nastuch. Spülmaschine Geschirrwaschmaschine. So weit, so schlüssig. Ach guck, und Hauswart heißt hier Abwart.

Ehe ich es mich versehe, bin ich bei einer Liste der beliebtesten Schweizer Schimpfwörter angelangt: zepfelsennig, dubedänzig, Batzaliheini und Gnieti.

Leute, ganz ehrlich, wenn das die Schimpfwörter sind – wie sehen dann die Kosewörter aus? Ich bin neugierig. Et voilà: Schnäggefürzli, Schnadehüdeli, Hasibärli und Müsli.

Wo bin ich hier gelandet? Gott sei Dank kommt mein Espresso. Mit Zuckerli. Ich lege mein Handy zur Seite und lasse meinen Blick über die Altstadt schweifen. Also – »Altstadt«. Auch hier ist alles sehr sauber und saniert, es ist ein bisschen, als hätte jemand das Berliner Nikolaiviertel abgerissen, sauber gemacht und in Teletubbie-Land wieder aufgebaut.

Nach dem Kaffee schlendere ich ein bisschen, und auf der Suche nach etwas Bezahlbarem zu essen lande ich am Ende in einer Dönerbude, wo ich einen Döner zum Mitnehmen erstehe.

»Einen Döner, Salat alles, Kräuter-Knoblauch«, bestelle ich. Der ältere der beiden Männer hinterm Tresen lächelt. »Kommst du aus Berlin?« Ich bejahe. Wir plaudern ein bisschen. Wie ich die Schweiz denn fände bislang, will er wissen. »Teuer«, sage ich. »Hast du Glück«, sagt er, »Döner ist heute im Angebot.« Tatsächlich kostet er heute nur elf Euro. Normalerweise sind es 14 Euro.

»In Berlin ist Kriminalität hochgegangen. Ich hab Familie dort«, sagt er noch. Über die Satzfolge muss ich innerlich ein bisschen kichern, behalte es aber lieber für mich.

Um es kurz zu machen: Am Ende des Tages stehe ich tatsächlich auf der Bühne des *Casinotheaters*. Riesensaal, rote Samtsitze, angefüllt mit freundlichem Publikum, es macht sehr viel Spaß. Ich weiß nicht genau, wie es passiert, aber am Ende des Tages verlasse ich den Poetry Slam als Gewinnerin und bin gleichermaßen verwirrt, überfordert und sehr glücklich.

Der Preis ist eine exquisite Flasche Absinth, 66,6 Prozent.

Das Etikett wurde von keinem Geringeren designt als Marilyn Manson und zeigt ein bizarres Selbstporträt, das eher einem Totenschädel ähnelt und im Grunde jeden Warnhinweis und jede Packungsbeilage überflüssig macht: Wenn man das so anguckt, möchte man lieber nicht zu viel davon trinken. Sicherheitshalber.

Die Veranstalterin macht noch ein Porträt von mir mit der Flasche, das wir beide sofort auf Facebook und Instagram teilen.

Die Reaktion des Netzes kommt prompt: Instagram schickt mir passgenaue Werbung, eine schönheitschirurgische Praxis in Genf biete eine sehr gute Korrektur von Schlupflidern an. Schönen Dank. Jetzt wollen diese Schweizer am Ende auch noch mein Gesicht aufräumen! Vielleicht werde ich demnächst direkt das Etikett von der Flasche als Profilbild einstellen.

Oder Theo Waigel.

Mal sehen, welche Werbung dann kommt.

Halloween

Die Treppen hoch und runter laufen
heut Kinder, schwarz und frohgemut.
Tun sich an Mon Chéri besaufen. –
Frau Kuppke meinte es nur gut.

Der Boden unter den Füßen meiner Kindheit

Wenn ich nach meinen Kindheitserinnerungen gefragt werde, tauchen sofort Bilder auf.

Bilder von gelben Gummistiefeln, die über nassen Blätterboden laufen, Kastanien vor sich her kicken, mit Anlauf in Pfützen springen.

Bilder von nackten gebräunten Kinderfüßen, die ungelenk durch den sonnenheißen Sand des Strandbads Wannsee tänzeln, diesen geliebten Sand, der nach Ferien roch und stets garniert war mit Zigarettenstummeln, Wespen und den abgezogenen Metallverschlüssen der Bier- und Fantadosen, an denen man sich fies schneiden konnte.

Bilder von schwarzen Lackschuhen über weißen Strumpfhosen, die Kunststoffsohlen klappernd im hallenden Treppenhaus, getragen nur sonntags und an Feiertagen, wenn bei Tante Gisela Pflaumentaschen oder bei Tante Erna Marzipanrollen gegessen wurden. Schwarze Lackschuhe an baumelnden Beinen, rot gemusterte Teppichläufer auf schwarzen Bodenfliesen.

Die Bilder meiner Kindheit sind oft Bilder vom Boden unter meinen Füßen.

Ich habe wohl oft nach unten geschaut damals, darüber kann man durchaus nachdenklich werden. Ich war extrem schüchtern – aber da unten auf dem Boden war auch einfach eine sehr interessante Welt: die Teppiche, die Treppenhäuser, die Feuerkäfer, die Muster der Gehwegplatten und das Holperpflaster, in dessen Ritzen manchmal Löwenzahn wuchs. Damals dachte ich noch, dass Pflastersteine so heißen, weil ich immer ein Pflaster brauchte, wenn ich hier wieder mal gestolpert oder mit dem Fahrrad hingefallen war. Der Blick Richtung Boden führte im Sommer eigentlich immer an verschorften Kniescheiben vorbei.

»Kleinchen, heb die Beinchen, es kommen Steinchen«, sagte mein Vater manchmal im Scherz zu mir und dann zu meiner Mutter: »Olle, heb die Botten, es kommen Klamotten.« Die Geschichte einer Ehe in zwei Sätzen.

In meiner Familie herrschte schon immer ein reger Gebrauch von Redensarten. Zu jedem Bild eines Bodens unter den Füßen meiner Kindheit habe ich deshalb quasi eine parallele Tonspur laufen.

So erinnere ich mich zum Beispiel an rote Ledersandalen und gelbe Kniestrümpfe, mit einem Einkaufsnetz in der Hand hüpfte ich über das steinerne Karomuster auf dem Weg zum Bäcker Hillmann. Es war ein Weg von höchstens 100 Metern, aber wie oft fand ich damals Geld! Manchmal ein paar Pfennige, manchmal ein Fünfzigpfennigstück (das mit dem Bild auf der Rückseite, das ich so gerne durchpauste), manchmal ein oder zwei Mark. Nie wieder habe ich so viel Geld gefunden wie in diesen dem Boden so nahen Kindertagen.

»Wer den Pfennig nicht ehrt, ist den Taler nicht wert«, raunten die Erwachsenen anerkennend, bevor ich das Kleingeld in meinem Sparschwein versenkte, das in Wahrheit ein oranger Plastiksparelefant war.

Ich erinnere mich an bunt gemusterte Hüttenschuhe auf knisternden Polyesterfliesen. Es gab besonders fiese Schürfwunden, wenn ich darauf ausrutschte, weil ich in meinem enormen Bewegungsdrang (heute schwer vorstellbar) wieder mal zu schnell um die Ecken in den schmalen Flur geflitzt war.

»Übermut tut selten gut«, hieß es dann. Und: »Wer nicht hören will, muss fühlen.«

Frau Schipanski, die Arbeitskollegin meiner Mutter, sagte, wenn wir uns wehgetan hatten, immer: »Hab dich nich so. Bis de heiratest, is wieder gut.«

Was mich selten tröstete. Genauso wenig wie ich verstand, warum ein Indianer keinen Schmerz kennt und wie zur Hölle das für mich hilfreich sein sollte.

Die Zeit ging weiter. Der Boden blieb, die Schuhe wechselten.

Ich erinnere mich an meine Moonboots, Anfang der Achtzigerjahre. Rot-blau-weiße Moonboots, deren grobes Profil ich vorne gegen die dünne Metallstange stemmte, die unseren alten Holzschlitten zusammenhielt. An das Geräusch, das der Schnee machte, wenn ich den Rodelberg wieder hinaufstapfte.

Ich erinnere mich an meine Konfirmationsschuhe, schwarzes Leder und Pfennigabsätze, daran, dass ich auf dem glatten, beigen Teppichboden der Kirche beim Hinknien wegzurutschen drohte und nach dem Segensspruch von der ganzen Zeremonie gänzlich unbeeindruckt und stattdessen nur erleichtert war, wieder unfallfrei senkrecht zu stehen.

Ich erinnere mich an meine ersten Espadrilles, schneeweißes Leinen über meinen sommerlichen Mädchenfüßen, dazu bunte Freundschaftsbändchen um meine Knöchel geknotet, so lief ich über den Asphalt des Hindenburgdamms. Straßenzüge, über denen im Sommer die Hitze flimmerte und in denen die Panzer der amerikanischen Paraden am 4. Juli langlebige Abdrücke hinterließen. Besonders gut ist mir auch in Erinnerung, wie ich mit ebenjenen Espadrilles in einen gewaltigen Regen geriet und sich die Bastsohlen so voll mit Wasser sogen, dass ich kaum noch vorwärtskam. Sie tanzten nur einen Sommer.

Nach der Schule war ich nun oft bei Freunden. Wenn ich spät am Abend, also wenn *Dallas, Denver-Clan* oder *Der Große Preis* zu Ende waren und meine Eltern ins Bett gingen, noch mit Hausaufgaben anfing, hörte ich nun sehr oft den Satz: »Am Abend wird der Faule fleißig.« (»*Die* Faule« würde ich heute korrigieren, aber so weit waren sie damals noch nicht.)

Meine Tanten waren in diesen Teenagertagen immer gut für ein energisches »Brust raus, sonst kriegst du nie einen Mann!« zu haben, was als die schlimmste Drohung von allen zu gelten schien. Während ich mir meine Onkel so ansah und dachte: Und?

In schwarz-weißen Adidas Allrounds schlurfte ich dann über den grünen Gummibelag der Sporthalle und suchte das Weite, wenn nach der Schule »Kuss-Einkriege« gespielt wurde.

In abgewetzten Wildlederstiefeln betrat ich Konzerthallen, kletterte in Achterbahnen, Züge und überfüllte Trabis.

Spannende Dinge passierten, aber es half alles nichts: Auch in diesen Tagen suchte mein Blick immer wieder den Boden. Meine Haltung litt, aber das war mir damals sehr egal.

»Bäumchen biegt sich, Baum nicht mehr«, sagte mein

Vater mit erhobenem Zeigefinger. Er sagte es auch noch zu mir, als ich bereits Ende vierzig war und er in seiner Demenz schlicht vergessen hatte, dass ich mittlerweile zweifellos als Baum durchging. Ein langer Weg.

Stundenlang könnte ich weitererzählen. Aber ich muss los, die Lesebühne ruft.

Meine schwarzen Stiefel laufen beschwingt die Gehsteigplatten der Schönhauser Allee entlang, die Lichter der Ampel spiegeln sich in den Pfützen.

Die Sprüche um mich herum sind weniger geworden, aber in meinem Kopf sind sie noch sehr präsent. »Bis de heiratest, is wieder gut«, hab ich Frau Schipanski noch manchmal im Ohr. Gut ist bis heute wahrlich nicht alles, aber da muss ich mir vielleicht an die eigene Nase fassen, schließlich habe ich nie geheiratet.

Ich bin aufgeregt, weil ich nicht weiß, ob die Leute meinem Text heute folgen können, aber nu: Butter bei die Fische. Und Eile mit Weile. Es ist noch kein Meister vom Himmel gefallen.

So wird ein Schuh draus.

Zombieapokalypse

Heute beginnt die Adventszeit. Damit auch die Jungs davon was merken, hat der Mann Zimt an das Rührei gemacht.

Auf einen Adventskranz habe ich in diesem Jahr verzichtet, stattdessen habe ich mir auf dem Markt eine einzelne Amaryllis gekauft, mit Kiefer und Eukalyptus gebunden. Sich selbst Blumen zu kaufen, ist für mich der Inbegriff von Selbstfürsorge. Wobei ... Mein Blick fällt auf das Wasser in der Vase. Leider habe ich nicht darauf geachtet, dass der Stängel der Amaryllis unten am Anschnitt mit einem Tesaband abgebunden ist, sodass sich die einzelnen Fasern des Stiels jetzt nach und nach emporkringeln. Es erinnert verdächtig an Tentakeln, um genau zu sein, sieht es so aus, als würde Davy Jones höchstselbst in meiner Blumenvase wohnen. Ich muss dringend darauf achten, dass die Vase nicht das Letzte ist, was ich vor dem Einschlafen sehe. Ich habe letzte Nacht schon so schlecht geträumt, da haben wir vor dem Einschlafen nämlich über Werwölfe geredet. Also, der Mann, ich nicht. Ich habe nur ein bisschen mit meiner alten Gitarre auf dem Sofa gesessen, der Melancholie gefrönt und vor mich hin gesungen. »Lady in Red« ... »Borderline« ... »Don't Pay the Ferryman« ... Ab und zu überkommen mich diese Lieder meiner Jugend.

»Ist denn schon wieder Vollmond?«, jammerte der Mann

augenrollend aus dem Nebenzimmer. Ich konnte natürlich nicht sehen, wie er mit den Augen rollte, aber wir kennen uns schon sehr lange, ich höre das.

Später las ich seinen jammervollen Eintrag auf Facebook: »Werwölfe sind was für Anfänger«, schrieb er mit einem heulenden Smiley (Heuly?), »meine Frau verwandelt sich bei Vollmond immer in Chris de Burgh. Wer weiß Rat?«

»Silberkugeln«, schrieb ich in die Kommentare. »Am besten als Ohrstecker.« Ist schließlich bald Weihnachten.

»Silberkugeln nimmt man bei Vampiren«, schrieb er zurück, »wenn man sie erschießt.« An der Stelle gab ich auf. Ich kenne mich da nicht so gut aus. Nicht, dass er am Ende noch die Idee hat, mich morgens dem Tageslicht auszusetzen, der fiese Frühaufsteher. Das geht vor dem dritten Kaffee gar nicht.

In einer kleinen Pension an der Ostsee, in der ich mal abgestiegen bin, musste ich ab Tag zwei gar nichts mehr sagen. Es reichte, wenn ich mich dem Frühstücksraum näherte und sie aus der Ferne mein Gesicht sahen, dann rief eine Bedienstete der anderen zu: »Hopp, Leni, da kommt der doppelte Espresso!«, und dann ging alles sehr schnell. Sie servierten wortlos Kaffee und ließen mich ansonsten erst einmal in Ruhe, nach der zweiten Tasse sagten wir uns freundlich Guten Morgen. Ich fühlte mich dort sehr aufgehoben. Ich war der doppelte Espresso.

Mein Bruder und seine Frau gehen bei dem arabischen Mexikaner in ihrer Straße gerne mal einen Cocktail trinken, ihr absoluter Lieblingsdrink ist und bleibt der Zombie: diese fiese Mischung aus Rum, Wodka, Banane und Kirschsaft.

Sobald sie in der Tür erscheinen, ruft der eine Kellner dem anderen zu: »Zwei Zombies!«

Sie haben nicht verstanden, warum ich so lachen musste.

Ich habe dann sicherheitshalber etwas ganz Unspektakuläres getrunken. Aber ein Gericht bestellt, das »betrunkenes Huhn« heißt. Was sie rufen, wenn ich das nächste Mal komme, bleibt abzuwarten.

Es ist ja überhaupt schön, was sich Menschen so zurufen, manchmal.

In lebendiger Erinnerung ist mir zum Beispiel eine sehr aufdringliche Verkäuferin in einem Warenhaus, so eine, die einem die ganze Zeit am Hacken hängt und ungefragt jeden Faltenwurf kommentiert. Ich war gerade in der Umkleide und probierte was an, da rief sie ihrer Kollegin zu: »Ich komm gleich, Frau Schmidt, ich mach nur noch die Kundin in der drei fertig!« Das war ich. Und sie hielt Wort.

Auch im Supermarkt gibt es da mitunter schöne Sätze, gerade gestern bei Aldi an der Kasse: »Sach ma, Moni, hast du Kartoffeln im Kopf?« Und dann sieht man sich Moni so an und denkt – möglich.

Die Sonne geht unter. Der Schwibbogen leuchtet. Ich guck mal, was wir noch zu trinken haben. Einen Glühwein vielleicht, für die Stimmung. Oder zwei Zombies. Mit einer Prise Zimt, versteht sich. Schließlich ist Advent.

Spieglein, Spieglein

Na, das fängt ja gut an.

In Berlin einen Termin für eine Darmspiegelung zu bekommen – ich zähle als Risikopatientin, deshalb habe ich schon vor meinem 55. Geburtstag das Vergnügen –, ist in etwa so schwer, wie einen Termin beim Bürgeramt zu organisieren. Endlich habe ich mittels minütlichem Aktualisieren der Seite einen Doctolib-Termin für ein Vorgespräch ergattert und nun sitze ich hier, in diesem Sprechzimmer der Poliklinik, und der Arzt ist, mit Verlaub, eine Pfeife: ein schwerfälliger, mürrischer Proktologe mit dreckigen Fingernägeln, der mit jeder Faser ausstrahlt, dass er keinen Bock auf Gespräche hat, sondern Menschen lieber sediert mag. Dass sein Deutsch noch etwas gebrochen ist, wäre kein Problem, schaute er mich beim Reden wenigstens mal an; stattdessen überlässt er die Gesprächsführung mir. Seine spärlichen Notizen am Computer macht er mit einem Tastenanschlag von etwa drei pro Minute, während ich ihn angestrengt beobachte. Kurz denke ich, das Gesicht hab ich doch schon mal irgendwo gesehen, und dann fällt es mir wieder ein: Es ist das Gesicht des Fachkräftemangels.

»13. Dezember, 9 Uhr«, sagt er plötzlich und steht auf: »Haben noch Fragen?«

»Viele!«, sage ich, er stöhnt und rollt die Augen, setzt sich aber keinesfalls wieder hin. Ich versuche, noch ein paar Informationen über die Betäubung aus ihm herauszuholen, die mir sehr wichtig sind, weil ich keine Heldin bei medizinischen Eingriffen bin.

»Panik vor Narkose oder was?«, fragt er, während er mich Richtung Ausgang schiebt. »Wenn Panik, geht nicht. Wenn Panik, mach ich ohne Narkose.«

Na, hat er ja doch ein bisschen Humor, denke ich, aber dann begegne ich seinem Blick und sehe: Das war kein Scherz. Es ist wie bei meiner Tante Erna früher, die sagte auch immer: »Na, da lache ich doch nur drüber«, und dann lachte sie gar nicht.

Verstört verlasse ich die Praxis. Eine Stunde später sitze ich zu Hause auf dem Sofa. Ich gucke ja ganz gerne mal Löcher in die Luft, das hat sich beim Nachdenken und Gedanken-Sortieren bewährt. Mit den Füßen auf dem Tisch oder der Sofalehne, einer Tasse Tee oder einem Gläschen Wein in Reichweite starre ich dann sinnfrei vor mich hin und betrachte die Zimmerdecke. Mit dem achtarmigen Leuchter an der Decke unseres Wohnzimmers bin ich daher sehr vertraut, er ziert schon seit zwei Jahrzehnten die hohe Altbaudecke. Ein spinnenförmiger Leuchter mit langen, flexiblen Metallarmen, an deren Ende sich jeweils eine Halogenlampe befindet. Es ist interessant, wie sich der Charakter von Gegenständen verändert, wenn man gerade über eine Darmspiegelung nachdenkt. Dieser furchtbare Arzt geht mir nicht aus dem Kopf. Ja, mag sein, der Mann hat in seinem Job tagtäglich mit Arschlöchern zu tun, aber das entschuldigt nicht alles. Kurzerhand greife ich zum Telefon und sage den Termin ab, dann setze ich mich wieder ans Doctolib-Bingo.

Vor ein paar Jahren habe ich mal eine Geschichte geschrieben, in der ein Kollege auftaucht, dem eine Darmspiegelung bevorsteht und der in allzu schillernden Farben über seine Schwierigkeiten mit dem Stuhlgang klagt. Ich hatte damals nicht gewusst, was ich darauf antworten soll, zum Abschied hatte ich ihm etwas unbeholfen einen »Guten Rutsch« gewünscht, was soll man auch sagen. Nun also bin ich selber dran und denke sehr an den besagten Kollegen. »Bruder«, möchte ich rufen, »Bruder, ich hatte ja keine Ahnung.«

Inzwischen hatte ich ein sehr angenehmes Vorgespräch in einer Praxis in Mitte und morgen ist es so weit.

Wer eine Darmspiegelung hat, kann den Tag davor getrost aus dem Kalender reißen, für die Freunde der digitalen Kalenderführung: Delete! Man braucht diesen Tag nicht, aber man kommt nicht drum rum. Die letzte kleine Mahlzeit gibt es am frühen Morgen, dann ist Schluss. Danach wird nur noch getrunken, und zwar viel, und nicht nur Dinge, die man trinken möchte, das ist der springende Punkt. Die spaßige Lösung aus Natrium-, Magnesium- und Kaliumsulfat wird in einem 500-Milliliter-Gefäß angerührt und direkt aus diesem getrunken, und weil sie so abscheulich ist, ist sie mit künstlichen Aromastoffen angereichert, sodass man zwar immer noch das Gefühl hat, Flüssigwaschmittel zu trinken, aber immerhin Flüssigwaschmittel, das nach einer Mischung aus Red Bull und Haribo Color-Rado schmeckt. Direkt im Anschluss gilt es, 2 Liter Wasser hinterherzuschütten. Und dann geht es von vorne los.

Ich will nicht ins Detail gehen, aber zusammenfassend kann man sagen: Der Tag vor dem Tag ist ein Tag zwischen Kampftrinken und Kloschüssel.

Der wirklich erstaunliche Nebeneffekt ist, dass nicht mal ich dazu komme, mich in meine Ängste reinzusteigern. Ich bin einfach zu beschäftigt, und zack, ist es auch schon 11 Uhr am nächsten Morgen und ich sitze im Wartezimmer.

Auf dem Beistelltischchen neben mir entdecke ich eine *Gala*. Ich liebe es, im Wartezimmer *Gala* zu lesen, im wirklichen Leben würde ich mir das nie erlauben, aber in einem Wartezimmer ist immer Ausnahmezustand, da gelten andere Gesetze. Ich blättere durch diverse Königshausbildchen und komme dann zu einem Artikel über Afterworkpartys.

Afterwork, denke ich. Das haben die hier quasi jeden Tag. Dann bin ich dran.

Alles geht sehr schnell, eine freundliche Schwester wünscht mir gute Träume, dann liege ich schon wieder im Aufwachraum. Ein junger Pfleger mit sehr schönen Augen, sehr dunkler Haut und rudimentären Deutschkenntnissen deckt mich zu, gibt mir zu verstehen, dass ich noch eine halbe Stunde schlafen soll, und schenkt mir ein Lächeln. Auch das Gesicht des Fachkräftemangels, denke ich, und so ein nettes. Ich fühle mich ein bisschen schockverliebt, aber vielleicht sind es auch die Drogen, die noch nachwirken. Erinnere mich, dass im Kleingedruckten stand, dass ich in den nächsten 24 Stunden keine schwerwiegenden Entscheidungen treffen soll, also nicht aus Versehen heiraten zum Beispiel.

Im Halbschlaf höre ich zu, wie der nette Pfleger mit dem schlechten Deutsch nebenan die nächste Patientin einweist, welche ebenfalls sehr schlechtes Deutsch spricht. Er afrikanisches Deutsch, sie niederländisches Deutsch, sie verstehen einander nicht ein bisschen, aber ab und zu hört man ein Lachen, sie kommen offenbar auch mit Händen und Füßen irgendwie zurecht. Je länger ich zuhöre, desto sicherer bin ich mir: Ich möchte beide heiraten.

Nach einem kurzen Arztgespräch – alles ohne Befund, Gott sei Dank – verlasse ich die Praxis in Begleitung meines älteren Sohnes, der mich überraschend abholt. »Die Gelegenheit, dich high zu erleben, werde ich mir doch nicht entgehen lassen«, sagt er und ist ein bisschen enttäuscht, dass das Ganze dann doch sehr schnell abklingt. Ich auch.

Aber was soll's, in nur drei bis fünf Jahren darf ich wieder.

Von Funzeln und Lappen

Samstagvormittag. Noch etwas verschlafen, die warme Decke bis unters Kinn gezogen, lausche ich erst einmal vorsichtig hinaus, bevor ich die Augen öffne: Regen rauscht, irgendwo hupt ein Auto, schreit ein Kind, bellt ein Hund, ein Krankenwagen fährt vorbei, in der Ferne das Geräusch des startenden Hubschraubers am Klinikum. Ganz schön viel Welt. Ich ziehe die Decke noch ein bisschen höher.

Als es letzte Woche so kalt wurde, bin ich losgezogen und habe mir ein neues Federbett gekauft. Ein winterwarmes, fluffiges, kuscheliges Federbett. Seitdem ist es mit dem Aufstehen noch schwieriger. Ganz ehrlich, je älter ich werde, desto schlüssiger erscheint mir das Konzept des Winterschlafs: Ich möchte nur liegen bleiben, für immer unter diesem Federbett wohnen, oder na gut, sagen wir bis Mai.

Es klappert an der Tür, ach so, der Mann war Brötchen holen, deshalb war es so still.

Auch die Jungs höre ich nun verschlafen aus ihren Höhlen tapsen, »Guten Morgen« brummeln sie mit ihren jugendlichen Bässen. Auch bei ihnen ist Aufwachen immer ein längerer Prozess, wer genau hinsieht, kann den Uploadbalken in ihren Augen erkennen.

Bei mir lädt da nix mehr up, ich spiele mittlerweile in einer anderen Liga. Seit Beginn der Pandemie, allerspätestens seit meiner eigenen Covid-Erkrankung ist mein Upload nur sehr schwer in Gang zu bringen. Ich starte ihn immer wieder, aber es ist immer das Gleiche: Er lädt eine Weile, verharrt dann so bei 30 Prozent, bevor das Programm abstürzt und eine Fehlermeldung erscheint: »Die Datei ›Welt‹ konnte nicht geladen werden. Bitte versuchen Sie es später noch mal.« Ich bin dauermüde, lustlos, unkonzen–

Wenn mich ein Computerprogramm fragt, ob ich ein Mensch bin, zögere ich jetzt immer, weil ich darüber erst mal einen Moment nachdenken muss. Als ich gestern sehr lange auf einer Webseite war und gar nicht las, sondern nur vor mich hin starrte, ploppte irgendwann die Anzeige auf: »Sie sind schon zu lange hier.«

Ich las es wieder und wieder. Und mit jedem Mal lesen wurde es wahrer. Warum steht so was nie auf meinen Teebeuteln? »Sie sind schon zu lange hier.« »Es ist doch eh alles egal.« »Nichts in dieser Welt ist sicher, außer dem Tod und den Steuern.« (Benjamin Franklin)

Im Laden habe ich neulich eine Packung Buntstifte gesehen, da waren nur gedeckte Farben drin. Vielleicht sollte ich mal eine Depressions-Edition für Tee entwerfen. Die Sprüche sind dann alle traurig und jeder Tee ist bitter und tiefschwarz. Auf einem steht: »Wer braucht schon Süßholz?« ...

»Ist die Butter alle?«, ruft der Mann aus der Küche.

»Hatte ich nicht mal Hausschuhe?«, murmelt der große Sohn.

»Nee, da is' keine Wäsche von mir auf der Leine«, murmelt der andere.

Ich seufze, dann entwinde ich mich mühsam meiner warmen Decke und ergebe mich dem Tag. Erst mal duschen. Auf dem Weg ins Badezimmer drücke ich dem Großen seine Wäsche, dem andern Großen seine Hausschuhe und dem Mann die Butterdose in die Hand. Die Unsichtbarkeit der Dinge in der männlichen Wahrnehmung. Hat darüber schon mal jemand eine Bachelorarbeit geschrieben? Ich wäre interessiert.

Unter der Dusche denke ich an das letzte Wochenende, das ich mit zwei Freundinnen im niedersächsischen Nirgendwo verbracht habe. Es war unglaublich gemütlich, der Tisch immer liebevoll gedeckt, immer brannten Kerzen, ich hatte mir vorgenommen, mir das zu merken. Gut, gegen das Chaos in unserer Wohnung anzugehen, ist ein umfangreicheres Projekt, da wäre ganz dringend zeitnahes Handeln erforderlich, wahlweise Entrümpelung, Anbau oder Sprengung. Das müssen wir ja nicht im Advent machen.

Aber für die kurzfristige Gemütlichkeitsoffensive reichen ja schon kleine Dinge. Geduscht, bekleidet und beschwingt schreite ich zur Tat. »Ich decke mal den Tisch«, flöte ich den Jungs zu.

Im Schrank finde ich eine farbenfrohe Tischdecke, unter der ich den zerkratzten Holztisch verschwinden lasse. Die leergebrannten Teelichte in den zahlreichen verstaubten Gläsern sind schnell gegen neue ausgetauscht, der kleine Herrnhuter Stern aus der Kammer geholt und im Fenster befestigt, eine große rote Kerze in dem alten Silberleuchter vom schwedischen Flohmarkt befestigt. Auf meinem Handy finde ich eine lange nicht gehörte Liederliste, die ich unter dem Titel »Winterwohlfühlmusik« abgelegt habe und jetzt leise über die Boxen erklingen lasse. Sade, Jack Johnson, Kings of Convenience. Geschirr, Brötchen, Belag. Zuletzt hole ich noch die Vase mit der Amaryllis aus der Küche und drappiere sie auf der Tafel, dann betrachte ich zufrieden mein Werk. Geht doch!

Der Mann kommt rein und setzt sich. Dabei verheddert er sich mit den Knien in der Tischdecke, »Isndis fürn Lappen?«, brubbelt er, ich kann die Vase gerade so festhalten, verbrenne mir dabei aber den Unterarm an einem Teelicht.

Der große Sohn kommt rein, stellt kurzerhand die Blumen aufs Klavier. Auch er brubbelt irgendwas von Platz und Grünzeug in seinen Dreitagebart.

Der andere große Sohn – bis vor Kurzem habe ich immer »der Kleine« gesagt, aber der Kleine ist inzwischen auch 1,90 Meter und hat sich eine Flasche Wodka zu Weihnachten gewünscht –, der andere Große also kommt rein und macht erst mal die komplette Deckenbeleuchtung an. Das Wort »Funzeln« fällt.

»Jetzt reicht's aber!«, sage ich. »Licht aus! Hier is' jetzt mal gemütlich!«

»Aber dann sehen wir gar nicht, was wir essen«, nölt der Mann, ist dann aber leise, als er mein Gesicht sieht.

Endlich sitzen alle. Der Kaffee ist heiß, die Brötchen sind lecker, wir plaudern über Gott und die Welt.

»Was habt ihr eigentlich für Wünsche an den Weihnachtsabend?«, frage ich.

»'ne Stirnlampe«, brummt der Mann leise. »Dann kann ich mein Essen wenigstens sehen.«

»Oder wir schenken ihr 'ne Sonnenbrille«, raunt der Große ihm zu. Ich überhöre das.

»Nein, mal abseits der Schenkerei«, sage ich. »Wie wollen wir denn Heiligabend verbringen, dies Jahr? Ich meine, Oma und Opa sind nicht mehr, wir sind das erste Mal zu viert.«

»Ich wünsche mir vor allem Zeit danach«, sagt der Große spontan. Ich gucke irritiert.

»Also, dass ich nicht so lange mit euch am Tisch sitzen muss«, erklärt er.

Diese Antwort muss ich erst mal sacken lassen. Es ist ein bisschen so, als würde mich jemand bei der Urlaubsplanung fragen, worauf ich mich am meisten freue, und ich antworte: »Auf die Rückreise.« Aber ich war es ja selbst, die sie zu Ehrlichkeit erzogen hat, das hab ich nun davon.

»Und was wollen wir zu essen machen?«, frage ich weiter.

Der Mann ist für Lasagne, der eine Sohn für Rinderbraten, der andere für Sushi. O-kay ... In meinem Kopf rattert es wie in einem Spielautomaten, während ich versuche herauszufinden, was der Kompromiss ist aus Lasagne, Rinderbraten und Sushi. Glasnudeln alla bolognese?

»Lasst mal weiterüberlegen«, sage ich dann. »Irgendwas mit Kroketten vielleicht?«

»Dann lieber Pommes«, rufen sie im Chor. Kroketten seien ja irgendwie auch nur Pommes im Feiertagsgewand.

»Wir könnten für euch ja ein bisschen Gänsebrust ins Sushi rollen«, schlägt der Jüngste noch vor und der Mann bietet an, eine Kerze in die Lasagne zu stecken. Der Ältere sucht darauf einen YouTube-Vortrag darüber raus, wie viel Sauerstoff Kerzen verbrauchen.

»Ich hatte euch doch letztes Jahr diese Elektrokerze geschenkt ...«, fällt ihm dann ein und sein Blick wandert suchend über das Regal, in dem sie steht, ziemlich genau vor seiner Nase.

»Tja, keine Ahnung, wo die ist«, sage ich.

»Und dieses Gedudel nervt auch«, sagt der Mann. »Wo ist eigentlich meine *Nirvana*-CD?«

»Hab ich ewig nicht gesehen«, sage ich und löse meinen Blick unauffällig von dem Stapel neben dem CD-Player, auf dem sie seit Monaten ganz oben liegt. »Haben wir gar keine Butter mehr?«, fragt der Große.

»Tja«, sage ich müde. »Sieht so aus.«

»Hello?«, schluchzt Lionel Richie leise aus den Boxen. »Is it me you're looking for?« Aber vielleicht ist es auch mein Federbett, das nach mir ruft.

Advent

Man singt nach Kräften froh und munter
und auch die Teller werden bunter;
derweil das Sentiment uns küsst
und stumm die Glühweinfahne hisst.

Jahresendzeitgebäck

Silvester, ein sonniger Wintervormittag, gemeinsam mit meinem Sohn spaziere ich zum Bäcker. Wir nehmen die Wege durch die Nebenstraßen, zur nächsten kleinen Bäckerei ist es eine halbe Stunde Weg, doch das nehme ich gerne in Kauf, um das seelenlose Backwerk aus dem Supermarkt zu umschiffen. Wir wollen Pfannkuchen kaufen.

Ich kann Geburtstag ohne Geschenke, ich kann Weihnachten ohne Tanne, ich kann Silvester ohne Böller. Aber auf keinen Fall kann ich Silvester ohne Pfannkuchen.

Mein Sohn wird heute Abend zu seinem Kumpel Malte gehen und mit ihm reinfeiern. »Nimm doch Pfannkuchen mit, für euch beide und Maltes Eltern«, biete ich ihm an.

»Gute Idee«, erwidert er und hat bereits eine WhatsApp-Nachricht getippt und verschickt, bevor ich meinen Satz beendet habe. Ohne Hingucken, versteht sich, diese Generation ist ein Phänomen. Andererseits ... –

»Ruf doch lieber an«, sage ich, »dann weißt du gleich Bescheid, ob's passt.«

Er runzelt die Stirn und schaut mich an, als hätte ich ihm gerade etwas sehr, sehr Verrücktes vorgeschlagen.

»Wir telefonieren nicht«, sagt er. »Das macht man in unserer Generation einfach nicht mehr. Aber okay, ich schick ihm mal 'ne Sprachmemo, dann geht's meistens etwas schneller mit der Antwort.« Gesagt, getan. Wir laufen weiter und hängen unseren Gedanken nach.

»Wusstest du«, frage ich ihn, »dass es in meiner Jugend auch eine Zeit gab, wo wir uns Sprachmemos hin- und hergeschickt haben?«

Erstaunt sieht er mich an.

»Ja, wirklich«, beteuere ich und bin ein bisschen stolz, dass ich ihn auch mal mit was beeindrucken kann. »Und kaum, dass man sie rausgeschickt hatte, traf schon die Antwort ein. Das war ungeheuer praktisch. Wir nannten es Telefonieren.«

Er verdreht die Augen, wir laufen weiter. Sein Smartphone vibriert.

»Antwort von Malte«, sagt er.

»Und?«

»Er schreibt, das heißt Berliner.«

Diesmal rolle ich mit den Augen. Ein altes Problem.

»Kommt Malte nicht aus Berlin?«

»Malte schon, aber seine Eltern nicht, ich glaube, die sind aus Essen. Aber solche sprachlichen Eigenheiten halten sich ja manchmal noch über Generationen«, doziert er. Mit so was hatten sie sich vor ein paar Monaten in der Schule beschäftigt, als es um das Thema Kulturen und familiäre Wurzeln gegangen war.

Zum Abschluss des Themas war ein Klassenfoto gemacht worden, für das jede Schülerin und jeder Schüler ein Symbol für die eigene Nationalität oder auch die der Eltern und Großeltern mitbringen sollte. Da war ganz schön was los auf dem Foto: Manche waren in traditionellen Gewändern gekommen, ein Junge in persischer Hochzeitstracht, ein Mädchen im Sari, ein anderes im italienischen Fußballtrikot.

Einer hielt eine russische Ikone in die Höhe, ein paar andere schwenkten stolz ihre Fahnen, mein Sohn ...

Na ja, es war ihm halt mal wieder zu spät eingefallen, dass er ein Symbol für seine deutschen Wurzeln mitbringen sollte. Um genau zu sein, fünf Minuten vorm Losgehen, es musste sehr schnell gehen. Auf dem Foto sieht man ihn deshalb mit einer Kartoffel in der einen Hand und einer Packung Sauerkraut in der anderen. Und wenn ich es heute so angucke ... auf eine seltsame Art ist das auch sehr authentisch und stimmig mit dem Nationalgefühl unserer Familie.

»Manchmal komme ich echt nicht hinterher«, sagt mein Sohn kopfschüttelnd. »Bei Malte heißen die Pfannkuchen Berliner und Nico schrieb neulich was von Krapfen. Ich dachte erst, er hätte sich vertippt und redet über Fische. Ist doch auch so'n Silvesterding, oder? Karpfen?«

»Bei Ela heißen Pfannkuchen Kreppel«, ergänze ich schulterzuckend. »Egal. Schreib Malte einfach, wir gehen jetzt Pfannkuchen kaufen. Er soll Bescheid sagen, ob er einen will. Schreib ihm, ein echter Berliner würde ihm einen kaufen.«

»Und eine Berlinerin bezahlen«, ergänzt er grinsend. »Malte will mich ja eigentlich nur aufziehen. Wir haben uns im Klassenchat schon längst darauf geeinigt, dass die Dinger ab sofort Marmeladendöner heißen.«

Prost

Silvester. Wir sind zu Hause geblieben und feiern gemütlich mit unseren Freunden Isi und Henning rein, während unsere Kinder zu Partys eingeladen und in der Stadt unterwegs sind. »Wie es sich für Jungvolk gehört«, sagen wir laut. Hoffentlich achten sie auf die polnischen Kugelbomben, denken wir leise – ein Gedanke, der uns bei jedem Knall doppelt zusammenzucken und den Puls dermaßen in die Höhe schießen lässt, dass es kein Problem ist, bis Mitternacht wach zu bleiben. So sehen Berliner Eltern am Silvesterabend aus: hektisches Blinzeln, wirres Lächeln, leicht irrer Gesichtsausdruck. Also ein bisschen wie Karl Lauterbach. Das Einzige, das wir an diesem Abend in den Himmel schießen, sind glühende Stoßgebete, ansonsten üben wir uns in Verdrängung und hoffen das Beste.

Und zack, sind es auch nur noch zehn Minuten bis Mitternacht.

»Ich geh schon mal die Sektgläser holen«, sagt der Mann.

»Ach so, wir haben 'ne Flasche Champagner mitgebracht!«, ruft Isi vom Balkon rein, während Henning die Wunderkerzen aus dem Rucksack kramt. »Liegt im Kühlschrank. Der billige von Aldi«, schiebt sie hinterher, damit nicht irgendwer auf die Idee kommt, bei ihnen sei doch noch der Wohlstand ausgebrochen.

Normalerweise habe ich am Silvesterabend immer einen leichten Hang zur Melancholie: Schon wieder ein Jahr rum, wie schnell die Zeit vergeht, früher war mehr Lametta und so weiter. Doch dieses Mal freue ich mich einfach nur, weil ich enorme Lust habe, das vergangene Jahr zum Teufel zu jagen und mich vertrauensvoll in das neue zu stürzen. Ein neues Jahr, gänzlich unbeschrieben, unbetreten liegt es vor uns und für ein paar Augenblicke werden Verzagtheit und Überdruss der Hoffnung das Feld überlassen. Davon können wir wohl alle gerade einen ordentlichen Schluck gebrauchen. Und sei es nur die billige von Aldi.

Mit einem feierlichen Fump! öffne ich den mitgebrachten Schampus, befülle die Gläser und betrachte die munteren Bläschen, die mit dem Lachen und den Stimmen unserer kleinen Runde um die Wette prickeln. Der Countdown läuft, wir greifen unsere Gläser.

»Und? Griechisch oder deutsch?«, fragt Isi augenzwinkernd und zaubert uns allein mit dieser Frage ein verzücktes Lächeln ins Gesicht.

Unser gemeinsamer Pavdos-Urlaub vor zwei Jahren! Himmel, war das herrlich! Ein Seufzen lang hängen wir unseren Erinnerungen an die Insel nach:

Das griechische Kleinod Pavdos, weit abgelegen vom Festland, geprägt von wilder Natur, knorrigem Zedernholz und ein paar Hippies der alten Schule. – »Der alten Schuhe«, schlägt die Autokorrektur hier vor – und ja, auch das wäre gar keine so schlechte Formulierung, denn ich habe mit einem der gestrandeten Aussteiger gesprochen, die dort seit Jahren in den Dünen leben. Während unseres Gespräches bewunderte ich seine ungewöhnlichen dunklen Lederstiefel, jedenfalls so lange, bis ich feststellte, dass es gar keine Stiefel waren, sondern seine Füße. Und so gab es dort so einige, die mit der Natur der Insel ähnlich verwachsen waren wie die Besatzung der Flying Dutchman mit ihrem Schiffsrumpf im *Fluch der Karibik*: Teil des Schiffs, Teil der Crew, trinkt aus, Piraten, yo-ho!

Während bei den Piraten Rum getrunken wird, ist es hier der Ouzo, der allabendlich die Kehlen der überschaubaren Urlauberschar benetzt und nach und nach die Zungen lockert. Dann werden in *Helenas Taverne* die Gitarren aus den Ecken geholt, die rustikalen Holztische zusammengeschoben und ausgelassen Lieder in allen erdenklichen Sprachen geschmettert, bis dass die Knoblauchfahnen nur so wehen, und am Schluss tanzen alle Zaziki.

Zusammen mit Isi und Henning verbrachten wir auf Pavdos eine großartige Zeit.

An einem Abend hatten wir mit ein paar Einheimischen, die der Köchin wie jeden Abend Fische von ihrem frischen Fang vorbeibrachten, zusammengesessen. Soweit ich mich erinnern kann, hießen alle Giorgos, und wir tranken von dem etwas eigenwilligen Retsina, den sie stets in unbeschrifteten 5-Liter-PET-Kanistern mit sich herumtrugen. Stießen an und dann noch mal, wobei sie uns aus dem Augenwinkel etwas argwöhnisch beobachteten. Irgendwann sagte einer von ihnen etwas nachdenklich:

»Ihr seid ja eigentlich ganz normal. Also für Deutsche.«

Ein Satz von besonderer Schönheit.

Sie erklärten, dass sie so oft Deutsche träfen, die erst ganz nett zu sein schienen, sich früher oder später aber doch als überaus seltsam erwiesen: Beim Anstoßen würden sie einem mit dem Gesicht immer ganz plötzlich ganz nah kommen und dabei übertrieben die Augen aufreißen – das sei total spooky.

Wir waren froh, dass wir das aufklären konnten, und erzählten von dem Aberglauben, den es in unserer Heimat gibt: dass nämlich schreckliche Dinge passieren, wenn man sich beim Anstoßen nicht in die Augen schaut.

Giorgos, Giorgos und Giorgos atmeten auf und waren spürbar erleichtert, dass sie endlich eine Erklärung für dieses seltsame Gebaren der Deutschen hatten.

Das Bild der spooky Germans allerdings hat sich bei uns festgesetzt. Seit dem Abend pflegen wir mit Isi und Henning das »griechische Anstoßen«, auch in der Heimat: die Gläser kurz aneinandergeklackt und den Blick dabei betont theatralisch zur Seite abgewendet, wahlweise mit der Handfläche an der Stirn.

»Also, deutsch oder griechisch?«, fragt Isi nun mit erhobenem Champagnerglas.

»Heute mal deutsch«, sagt Henning. »Mit Angucken.«

»Sonst sieben Jahre schlechten Sex«, erinnert Isi.

»Immerhin Sex!«, sagt Henning.

»Prost Mahlzeit!«, sagt der Mann.

»Prost Neujahr!«, sage ich.

Das kann ja heiter werden.

Neues Jahr, neues ...

Die Feiertage sind gewuppt, das neue Jahr ist geschlüpft. Wir beschnuppern uns noch ein wenig, das Jahr und ich, und fassen nur langsam Vertrauen.

Wie oft habe ich diesen unsäglichen Satz jetzt schon gehört: »Es kann ja nur besser werden.« Das erinnert mich daran, wie meine Tante Erna über die Jahrzehnte hinweg bei jeder Beerdigung sagte: »Ach, dann werd ich wohl die Nächste sein.« – Alles leere Versprechungen.

»Ich wünsche dir ein zauberhaftes Jahr, in dem sich deine Wünsche erfüllen«, schrieb mir eine Freundin jetzt, ernsthaft, und dann fing ich an, darüber nachzudenken, was ich mir eigentlich wünsche, was ich für *zauber*haft halten würde – und dann hatte ich plötzlich dieses Neunzigerjahrevideo im Kopf von Meat Loaf, »I Would Do Anything for Love«, so eine *Beauty-and-the-Beast*-Geschichte war das; da ging es auch um Zauber und Wünsche und am Schluss küsst die Schöne das Biest und alles wird ganz hell und das Biest verwandelt sich in: Meat Loaf. *So* ungefähr war das letzte Jahr. Und ich weiß nicht so recht, ob ich es küssen will. Wir lassen es mal langsam angehen.

Ich bin jedenfalls ganz froh, dass wieder so eine Art Alltag Einzug hält. Heute ist der 6. Januar. Manche denken: Oh, Dreikönigstag! Ich denke: Mist, in elf Monaten ist wieder Nikolaus.

Schuhe füllen bei meinen Kindern ist nicht mehr so einfach. Der Ältere hat Schuhgröße 50. Er ist im letzten Jahr ausgezogen, ich habe ein Paar Schuhe dabehalten, sie stehen vor der Tür, um Einbrecher abzuschrecken.

6. Januar. Im Briefkasten sind zwei Weihnachtskarten. Die Post macht inzwischen auch auf Deutsche Bahn.

Meine Freundin Moni hat am letzten Wochenende ihre Lieblingsmütze im ICE liegen lassen und sich ans Fundbüro der Bahn gewandt. Während sie ihre Verlustanzeige aufgab, machte ihr der Mitarbeiter wider Erwarten sehr viel Hoffnung, diese tatsächlich wiederzubekommen. Die Rückführungsquote der Fundsachen, erzählte er stolz, liege sogar noch *über* der Pünktlichkeitsquote der Deutschen Bahn. Nämlich bei 60 Prozent!

Ich weiß also nicht, ob ich die Daumen drücken oder lieber gleich anfangen soll zu stricken.

6. Januar. Heilige Drei Könige. Gehören die Worte »Myrrhe« und »mürrisch« eigentlich zum gleichen Wortstamm? Es würde so viel erklären. Vielleicht waren auch Übersetzungsfehler im Spiel. Und eigentlich waren es ein mürrischer König und ein goldiger König und der dritte war einfach nur Raucher.

6. Januar. In der Nachbarschaft ist Abschmücken angesagt, die Bäume fliegen nur so aus den Fenstern, am Straßenrand liegt ein kleiner Wald.

Vielleicht werde ich es in diesem Jahr noch mal versuchen, meine Familie zu überreden, Weihnachten erst ein oder zwei Wochen später zu feiern. Die Dominosteine gibt's dann für die Hälfte, Geschenke werden massenhaft bei Ebay verhökert und die Nordmanntanne kann man sich umsonst von der Straße holen. Die Kirchen sind dann auch nicht so voll. O ich Fröhliche.

Weihnachten nachfeiern. Ja, vielleicht die erste Sache, die ich mir wünsche von diesem neuen Jahr. Aber nur ganz vorsichtig. Wir lassen es mal langsam angehen, das neue Jahr und ich.

Gute Momente (Vol. 3)

Schloßstraße, Berufsverkehr, ein nieselgrauer Tag. Ich warte auf meinen Bus und stehe, so schmal es mir möglich ist, an der Bushaltestelle, während die mürrischen Massen auf dem Weg von einem Shopping-Center zum nächsten im Stop-and-go-Modus vorbeischieben.

Zusammen mit mir wartet eine ältere Frau mit einem etwa zweijährigen Jungen an der Hand, vermutlich ihr Enkel. Gemeinsam betrachten und bestaunen die beiden in aller Seelenruhe erst die Muster der Gehsteigplatten, dann die bunten Bären und Gesichter auf der Fassade des Bierpinsels hoch über unseren Köpfen. Versunken, wie sie sind, stehen sie dabei leider der besagten Menschenmenge mächtig im Weg. Und wie sie so ist, die Berliner Menge – sie teilt sich nicht. Sie teilt sich mit.

»Platz da!«, grummelt ein unwirscher älterer Mann, doch noch während er das ruft, ist er der alten Dame schon kräftig mit seinem Rollator in die Hacken gefahren. Erschrocken fährt sie herum. »Aua«, ruft sie, eher ungläubig als empört, und schnappt nach Luft, während er völlig ungerührt an ihr vorbeischiebt. »Knalltüte!«, brabbelt er noch in ihre Richtung.

Darauf sieht man im sanften Gesicht der alten Dame ein Unwetter aufziehen. »Selber Knalltüte!«, ruft sie ihm hinterher, um ein Vielfaches lauter, als ich es ihr zugetraut hätte, das Kind an ihrer Hand schaut fragend an ihr hoch. Der alte Mann bleibt stehen und dreht sich zu ihr um. »Blöde Kuh!«, ruft er nun ebenso energisch.

Da strahlt das kleine Kind seine Oma an, als hätte es nun alles begriffen. »Opa!«, ruft es begeistert, dann läuft es mit ausgebreiteten Armen auf den alten Mann zu und nimmt damit sämtlichen Menschen sämtlichen Wind aus sämtlichen Segeln.

Und siehe da, tatsächlich, auch im Kosmos zwischen Corona, Krieg, Klimakrise und Klimakterium gibt es sie doch: diese Momente, in denen uns ein Lachen widerfährt.

Wie ein Eichhörnchen Nüsse sammelt, so bin ich in dieser Zeit dazu übergegangen, schöne Momente zu sammeln. Wenn die große Welt keine hergibt, müssen die kleinen reichen. Wenn mir einer begegnet, bemühe ich mich, kurz innezuhalten und ihn in eine Art inneres Archiv aufzunehmen, auf das man an düsteren Tagen zurückgreifen kann.

Das Strahlen dieses Kindes ist ab heute dort gespeichert.

Wenn ich in diesem Archiv blättere, sieht die vergangene Woche in etwa so aus:

Sonntag

Eine Freundin hat neue Porträtfotos von mir gemacht, ich zeige sie meiner Familie. Sie sind begeistert, das Urteil lautet übereinstimmend: »Der Hintergrund ist super!«

Montag

Neues aus der Reihe Tippfehler des Herzens, ich habe offiziell die »frustgerechte Kündigung« erfunden.

Dienstag

Berufsverkehr, die S-Bahn ist sehr voll, am Fenster sitzt ein junger Mann und telefoniert mit einem recht neu aussehenden Handy am Ohr. Offenbar kommt er dabei immer wieder auf eine Taste, die die Kamera auslöst, denn in unregelmäßigen Abständen blitzt es sehr heftig. Die Umstehenden reagieren genervt, aber niemand spricht ihn an. Lieber freuen wir uns daran, wie er sich jedes Mal erschrocken duckt, wenn es blitzt, und mit großen Augen den grauen Himmel absucht. »Alter, krass«, sagt er immer wieder. »Ey, voll das Gewitter gerade!«

Mittwoch

Ein Schuhgeschäft, neben mir ein Gespräch. Kundin: »Ich habe eine Frage, mein Mann hat sehr kleine Füße und …« Die Verkäuferin unterbricht sie: »Oh, das tut mir leid.«

Schweigen.

Donnerstag

Im Restaurant. Die Plätze sind vollständig eingedeckt. Ich bestelle Pizza, der Kellner fragt mich, ob ich den Löffel abgeben möchte. Für die Antwort brauche ich sehr lange, die Jungs lachen, der Kellner ist irritiert.

Freitag

Ein Hotel in Leipzig, ich schaffe es, noch vor der Lesung einzuchecken. Meine Stiefel sind vom Schmuddelwetter sehr mitgenommen, da muss ich noch mal ran. Beim Check-in frage ich an der Hotelrezeption, ob sie zufällig Schuhputzzeug dahätten. »Aber natürlich«, sagt der sehr junge Mann und eilt sofort zu einem Schrankfach. Er mustert diverse kleine Pappverpackungen, die alle gleich aussehen, sucht wirklich lange, dann drückt er mir eins in die Hand und deutet auf einen Schriftzug. »Glatt und glänzend«, sagt er stolz. Ich bedanke mich und bringe es nicht übers Herz, ihm zu sagen, dass es sich um Kondome handelt.

Samstag

Ein nerviger Disput mit dem Teenager. Ich will einer Bemerkung Nachdruck verleihen und schließe allen Ernstes mit dem Satz: »Ich könnte immerhin deine Mutter sein!«

Wir halten inne, dann müssen wir beide lachen und sind beim besten Willen nicht in der Lage, den Streit fortzusetzen.

Und heute?

Ein Frühjahrsabend. Das Bier ist kühl, das Herz ist warm und dieses Buch zu Ende.

Ich sammle weiter.

Danke

Du liebe Zeit!

Als ich vor sieben Jahren mein Herz an die Lesebühnen verlor, war mir nicht klar, wohin die Reise gehen würde, ich wusste nur: Da will ich sein, da will ich bleiben, und hängte die Soziale Arbeit einstweilen an den Nagel. Ein Mutanfall! Mein Umfeld wunderte sich. Ich mich auch.

Als mein Buch »Ich hab mit Ingwertee gegoogelt« dann rauskam, dachte ich: Na, ein paar Leute aus meinem Bekanntenkreis werden es schon lesen ... Und dann passierten die verrücktesten Sachen. Nicht nur, dass ich von allen Seiten sehr viel Ingwertee geschenkt bekam (diesmal ist Rotwein auf dem Cover, ich bin gespannt), plötzlich schickten wildfremde Menschen hinreißende E-Mails:

Eine Frau aus Bremen, sie habe ihre Haltestelle gerade verpasst, weil sie sich festgelesen habe. Ein Bibliothekar aus Straubing von der Fähre nach Estland, ein Ex-Berliner mit Heimweh aus Neuseeland.

Eine aufgekratzte Leserin aus Freiburg schrieb des Nachts vom Sofa: Ihr Mann habe sie des Ehebetts verwiesen, er könne bei dem Gekicher nicht einschlafen. Ein paar Wochen später schrieb sie erneut: Ihr Mann habe sie ins Ehebett zurückgebeten, damit sie ihm vorliest, jetzt kicherten sie zusammen.

Ich wurde bei Weihnachtsfeiern vorgelesen, im Zoo von Hannover wurde ein Perlhuhn adoptiert und Elke Heidenreich hat jetzt eine Weidenblättrige Hängemispel im Garten.

Ich liebe diese Anekdoten und Bilder. Die Vorstellung, dass meine Erlebnisse und Gedanken bei anderen auf fruchtbaren Boden fallen, weitergesponnen und weitergereicht werden, erwärmt mein Herz.

In diesem Sinne: Ich danke allen Leserinnen und Lesern, allen voran dem treuen Publikum der Lese- und Kleinkunstbühnen. Ihr habt uns durch schwierige Zeiten getragen.

Ein großer Dank geht an Volker Surmann und den einzigartigen Satyr Verlag sowie an meine Herzenskolleginnen und -kollegen aus dem Land des Lesens und Lauschens, allen voran Team Textbomb sowie Horst Evers, für Austausch und Ermutigung. (Nicht von ungefähr schlägt meine Autokorrektur immer »Horst Everest« vor.)

Ich danke meinem großartigen Freundeskreis, insbesondere Marén, Christa, Nina, den Stausmarkfrauen, den Nicolettas und den Halleluja-Sisters – Ihr seid auch in den unlustigen Zeiten zwischen den Zeilen an meiner Seite, das macht mich sehr reich.

Ich danke dem Mann, der immer wieder und immer noch der Mann ist. Nimm die Spatzen vom Klavier, es lebe die Wuchtbrumme.

Und über alle Maßen danke ich meinen Kindern: Jungs, mit Euren klugen Herzen und diesem so eigenen Humor werdet Ihr einfach alles schaffen. In Liebe, Eure Moogie.

Susanne M. Riedel
Berlin im Januar 2024

Mehr von Susanne M. Riedel:

Auftrittstermine und alles Weitere:
www.regenrausch.de
sowie auf Instagram und Facebook

Im Buchhandel:

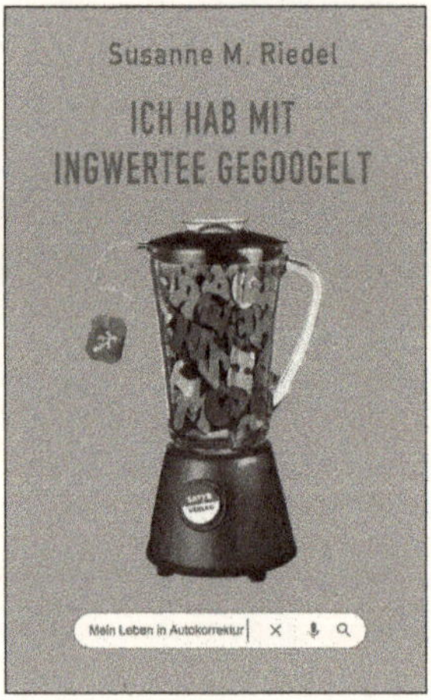

Susanne M. Riedel
Ich hab mit Ingwertee gegoogelt
Mein Leben in Autokorrektur
182 S., ISBN: 978-3-947106-72-1, 15 EUR
Satyr Verlag: 2021

www.satyr-verlag.de